其实，人生像极了跑步。
乐享跑步，甩掉伤痛。

也许你不能创造新的世界纪录，

甚至可能你无法完整跑完一场全程马拉松，

可这又有什么关系呢？

奔跑吧，遵从自己的本能！

.

甩掉伤痛

乐享跑步

ENJOY RUNNING

主　编　杨渝平　王丽萍

副主编　段晓宇　赵　腾

绘　图　宿晓雷

演　示　苗　欣

人民卫生出版社

PEOPLE'S MEDICAL PUBLISHING HOUSE

·北京·

图书在版编目（CIP）数据

甩掉伤痛　乐享跑步/杨渝平，王丽萍主编；宿晓
雷图 .—北京：人民卫生出版社，2021.6
ISBN 978-7-117-31727-6

Ⅰ.①甩… Ⅱ.①杨… ②王… ③宿… Ⅲ.①跑 – 健
身运动 – 基本知识 Ⅳ.①G822

中国版本图书馆 CIP 数据核字（2021）第 123579 号

人卫智网　www.ipmph.com　医学教育、学术、考试、健康，
　　　　　　　　　　　　购书智慧智能综合服务平台
人卫官网　www.pmph.com　人卫官方资讯发布平台

甩掉伤痛　乐享跑步
Shuaidiao Shangtong　Lexiang Paobu

主　　编：杨渝平　王丽萍
绘　　图：宿晓雷
出版发行：人民卫生出版社（中继线 010-59780011）
地　　址：北京市朝阳区潘家园南里 19 号
邮　　编：100021
E - mail：pmph @ pmph.com
购书热线：010-59787592　010-59787584　010-65264830
印　　刷：北京华联印刷有限公司
经　　销：新华书店
开　　本：889×1194　1/32　印张：6
字　　数：155 千字
版　　次：2021 年 6 月第 1 版
印　　次：2021 年 8 月第 1 次印刷
标准书号：ISBN 978-7-117-31727-6
定　　价：68.00 元

打击盗版举报电话：010-59787491　E-mail：WQ @ pmph.com
质量问题联系电话：010-59787234　E-mail：zhiliang @ pmph.com

主编简介

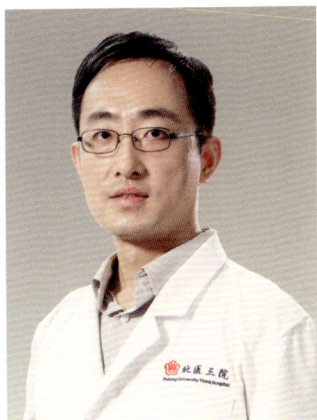

杨渝平

　　北京大学第三医院运动医学科主任医师、副教授，从事临床外科工作 20 余年，致力于运动医学、康复医学、关节镜微创手术等的临床和基础研究。

　　现任中国医师协会运动医学医师分会青年委员会副主任委员，中国医师协会运动医学医师分会委员等；北京市卫生健康委员会认证的健康科普专家，2015 年获全国五一劳动奖章。主编及参编参译著作近十部。

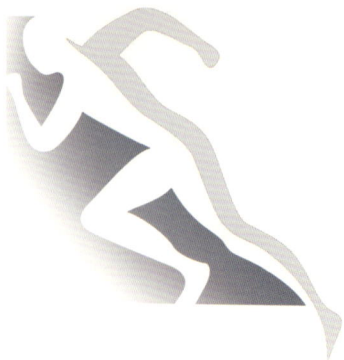

主编简介

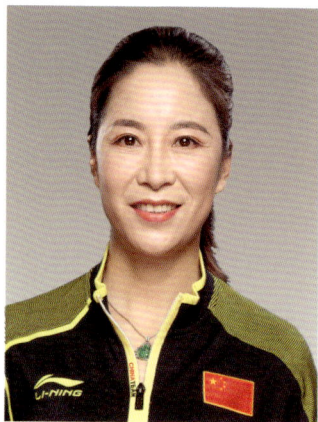

王丽萍

　　2000 年悉尼奥运会竞走冠军，北京体育大学国家级教练。中国田径协会执委，路跑委员会副主任。

　　运动员退役后，致力全民健身推广，尤其在跑步健身方面，践行用科学的理念帮助跑者更加健康地跑步。

奔跑的人生

　　说起跑步，相信大多数人都觉得这个运动太简单了，随时都可以跑起来。然而，就是这样看似简单的运动，却因为种种原因会引起不适、损伤，甚至猝死！

　　如何能让自己享受跑步带来的健康和快乐，减少损伤甚至是伤害，确实是值得研究的课题。我们该如何尽量避免出现严重影响跑步的问题？不幸受了伤又该如何处置，重新回到跑步中呢？希望各位读者能够在这本作为运动医学专业医生的我和专业运动员王丽萍合作的书中找到答案。

　　其实，人生，像极了跑步。

　　比如过程，迈步、起跑，漫长的中途跑，尾段的冲刺或者疲惫地进入尾段，慢慢地或者突然地停下脚步……

　　比如态度，某次在跨越双城完成两台手术之后，我照例去完成 10 千米公路跑：前 5 千米是应该完成的基本锻炼任务，后 5 千米则是给身体的额外奖励。这是自律，有一些事情我们必须要设定目标并且坚持，即便诸多借口也不能随意改变；这也是态度，对待自己，有要求，也要有奖励。善待自己，才可让自己走得更远。

比如感受，最初很轻松，中途有些吃力，后期变得难熬，这时不能轻言放弃，要尝试调节身体，不必追求速度，慢慢坚持，当到达终点的那一刻，酣畅淋漓的放松和满足让人无法言喻。

"跑步只与自己有关"，跑步对我来说，亦是认识自己和提高自己的过程。

一切来得太容易的东西，都会造成一种假象，自己认识到的，或者感知到的，一定是对的，或是最好的，就如同跑步，很多人认为自己能跑 5 千米，实际上他或许能够跑 8 千米，但有可能连 3 千米也跑不了，只有真正上阵，才能对自己的能力有正确的认知，进而去提升自己，人的潜力巨大，但也很容易高估自己。

在这个不断涌现无数信息与观点的时代，我们同样需要与时俱进，不仅要提高自己的技术，也要有自己的角度和观点，恰恰是在跑步的时候，在这一天中难得的与自己独处的时光中，我能够抛却世事繁杂，心无旁骛地去思考。

正如村上春树所说，跑步不需要伙伴或者对手，也不需要特别的器具和装备，更不必特地赶到某个特别的场地，只要有一双适合跑步的鞋，有一条马马虎虎的路，就可以在兴之所至的时候想跑多久跑多久。

那么，让我们一起向着未来奔跑吧。

杨渝平

2021 年 5 月

第一部分
跑步：人类最适合的运动 1

第二部分
跑步：当心这些损伤 17

乐享
甩掉……
跑步

第五部分

跑步：远离误区，享受健康 161

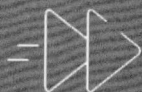

第一部分
跑步：人类最适合的运动

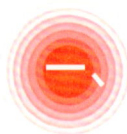

一、跑步的历史

从战争到竞技体育

有人说人类的祖先之所以直立行走，直至双脚奔跑，是因为这样可以更早发现猎物或捕食者，在与其他物种的竞争中取得优势，因此跑步可以说是人类物种繁衍的基础。在尚未发明飞镖、长矛等投掷武器之前，早期人类用坚持不懈的跑步——这种狩猎技术来捕获食物。猎人会依靠他们的耐力来追逐猎物，直到抓住猎物。人类在动物王国的优势可以体现出一个事实：我们非常善于奔跑。

直到后来，形成了人类部落和早期的军事组织，跑步仍然是战斗的必备技能。

史书中有记载：春秋战国时期在挑选士兵和军事训练中，都十分重视对"奔跑"这一能力的训练。如《墨子》里的《非攻》说："古者，吴阖闾教七年，奉甲执兵，奔三百里而舍焉。"这句话表明吴王阖闾对士兵进行训练时，特别重视"长跑"这一项技能。他要求士兵穿着盔甲，手持作战的兵器，跑完很远的路，才准许宿营。

跑步与战争的关系，更为人所熟知的还要数"马拉松"运动的起源。公元前490年，雅典人与波斯人在马拉松海边发生希波战争。传说，雅典人在马拉松战役中以少胜多打败了波斯人以后，统帅便派长跑健将斐迪庇第斯这位雅典战士返回雅典，传递胜利的喜讯。已经负伤的斐迪庇第斯从战场一路不眠不休地跑回了雅典的中央广场，向广场上的市民高呼："庆祝吧，我们胜利啦！"话音才落，就一头栽倒在地，从此再也没有醒来。在1896年希腊举行首届现代奥运会时，为了纪念"长跑健将"斐迪庇第斯，设立了"马拉松"这一比赛项目，跑步从此进入了竞技比赛的历史。

从竞技体育走向全民健身 |

　　自从奥运会诞生之日起，跑步就是竞技赛场上最重要的运动项目之一。近些年来伴随全民健身运动的兴起，国内也掀起了跑步的热潮，而放眼世界，跑步运动其实也已风靡全球。

　　在美国，慢跑这项运动最开始被称为"长跑运动训练"，是运动员每天都要进行的体能训练的一部分。1962年2月，《新西兰先驱报》报道了一个由退役运动员和健身爱好者共同创建的组织，组织成员每周都会为了"健康与社交"聚集到一起进行跑步活动，这个组织在当时被称为"奥克兰慢跑俱乐部"。同年，美国大学田径教练比尔·鲍曼在新西兰接触到了慢跑运动，回到美国后，他写了《慢跑》这本书，在美国推广慢跑运动。

　　无独有偶，日本作家村上春树甚至专门写了一本书——《当我谈跑步时我谈些什么》，他诠释了跑步中的人生哲学:关于坚持、关于独处、关于初心、关于自由……

跑步，就是人类的本能 |

一个人从出生开始，先学会的是如何翻身，然后是怎么坐起来，然后学着站立，接着开始蹒跚学步，最后是学会奔跑。奔跑可以说是千万年来一直存在于人类基因中的本能。

而对于民众跑步运动的兴起，美国作家克里斯托弗·麦克杜格尔在《天生就会跑》中认为，这与社会遭遇危机、人心理压力增大有内在联系。"也许是因为人类心理存在着某种开关机制，意识到危险来临时，就会激活最原始的求生本能。在缓解压力和营造快感方面，跑步甚至比性爱更有作为。"

人类社会之所以发展得如此迅速，正是因为人类的本能就是追求更快的速度。

有人曾经预测男子 100 米的极限是 9.70 秒，然而百米世界纪录从 1896 年第一届现代奥运会上的 11.80 秒，到 1912 年斯德哥尔摩奥运会上的 10.60 秒，再到 2009 年 8 月 16 日，柏林田径世界锦标赛 100 米决赛中，尤塞恩·博尔特将世界纪录定格在 9.58 秒。

也许你不能创造新的世界纪录，甚至可能你无法完整跑完一场全程马拉松，可这又有什么关系呢？奔跑吧，遵从自己的本能！

诗人冯唐说："去风里跑跑，风会抱你。"这种美妙的滋味，不要错过。

二、为什么说跑步是最适合人类的运动

所有人都适合跑步吗 |

奔跑是每个人的天性。排除一些有先天疾病，或者是身体有残疾或者其他特殊疾病不能参加运动的人群以外，几乎每一个人都具有"跑步"这种能力，只不过每个人运动基础不同，或者说运动天赋不同，在跑步的过程中表现出的状态或能力会有所差异，但只要身体没有异常，那么每个人都是适合跑步的。

跑步有年龄限制吗 |

相比其他运动，跑步适用的人群更为广泛，几乎没有年龄限制，甚至可以说"上到九十九，下到刚会走"都有跑步的能力。

当一个人还处在孩提时期，父母就开始带着他做运动，这个时候做得最多的运动就是奔跑。

但在这里要提醒各位读者，大概七十岁以上的高龄人群跑步时需要多加小心。尤其是那些膝、踝等关节有明显骨关节炎的老年人，跑步姿势不对或者运动量过大，可能会加重关节磨损；有严重心脑血管疾病的老年患者，跑步强度过大很容易造成疾病加重甚至猝死，他们需要经过专业医师进行心肺功能评估后才建议进行合理的跑步运动。即使有心脏病，甚至是心肌梗死恢复后，经过合理评估，控制运动量，甚至都可以跑步。总而言之，相比于其他大多数运动来讲，跑步的适龄人群更为广泛。

跑步要有专门的场地吗 |

　　跑步这项运动的门槛相较于其他运动相对较低。虽然跑步对场地也会有一些要求，但是这种要求并不是硬性的。建议跑步者尽量选择塑胶跑道，或者是去相对来说较为松软的道路上跑步。在这样适宜的场地中跑步，对跑者的膝关节、踝关节、肌肉的保护会有很大的帮助，但场地因素不是决定一个人是否能跑步的决定性因素。

跑步需要特殊装备吗 |

　　和羽毛球、乒乓球、举重等需要器械或者装备的运动比起来，跑步所需要的装备，相对比较简单，只要有一双合适的运动鞋，有一套适宜的衣服，就可以开始跑步了。如果对跑步有更高的要求，则需要准备更专业的装备，本书第四部分会专门讲到。

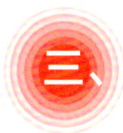

三、跑步能带给我们什么

跑步与身体健康

从健康的角度来看，最初来参加跑步这项运动的人是为了减压。现代社会，人们工作、生活中的压力很大，而跑步是一个可以很好地释放压力的运动，并且能够调节情绪。村上春树在《当我谈跑步时，我谈些什么》中表示"跑步能够让人完全放松"，因为跑步是能够调动全身肌肉，让所有肌肉都参与的一种运动。

从另一个方面来看，愿意去跑步的人可能是感受到自身的免疫力、身体功能都在下降，这类人出于强身健体、增强免疫力的目的选择了去跑步。

除此之外还有一类人群相对特殊——三高人群，三高人群一般会伴有体重超重的情况，而如果体重降下来了，身体的异常指标也可能降下来，所以这类人也有跑步的需要。

乐享跑步
思禅

跑步与品性塑造 |

从调整心理状态的角度来看，跑步可能不如那种集体运动项目，因为跑步是一个人就能从事的运动。有的人可能会在跑步的时候感觉到孤独，但如果能够坚持跑步运动，其实对一个人性格的塑造是十分有益的。

通过跑步，对人的意志品质有很大提升，因为跑者必须独自完成一个又一个目标，而且在跑步过程中全靠自己努力。不像别的运动，比如打篮球的时候可以在中场时休息或替换队员，跑步的全过程必须依赖跑者自己完成，这其实对人的意志品质是非常好的锻炼。

可见，跑步是一项有利于身心的全面发展的，非常好的运动。

跑步与心理调节 |

跑步能给跑者带来一个由内而外的改变，它不仅能增强体质，减轻心理压力，让跑者拥有一个健康的身体，也会带来内心的转变和提升。

跑步可以让跑者对抗消极心态，让跑者心里充满阳光，性格会变得更加积极向上，同时在运动的过程中，也可以在无形当中去战胜和挑战一个又一个的困难和极限。跑者从心理上也逐渐会养成一种积极向上战胜困难的能力，所以跑步能给跑者带来精神和思想上潜移默化的提升。

笔者就曾遇到过这样的例子：一名企业高管通过长跑运动来释放自己的压力，调整自身睡眠，最后从内而外——从内在心理到外形都发生了很大的变化。他说：运动给人带来的可能是影响一生的转变，以前压力没有地方释放，从而产生了一些特别消极的想法，但是跑步之后就会觉得没有压力了，因为通过跑步把所有的压力都释放了，自身的情绪得到了调整。

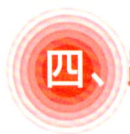

四、跑步与减脂

　　想要减肥无非是遵守两个原则：一个是少吃，一个是运动。这两大原则是已经被论证了的事实。但是单纯节食减肥的效果并不好，因为节食并不能促进体内脂肪的消耗，尤其是节食早期体内脂肪基本无消耗。想要单纯靠这种方式消耗脂肪，需要长时间的节食，但这对身体健康损害很大，因此应该提倡通过合理的运动配合饮食调节来实现减肥的目的。

　　最好的减肥运动之一就是跑步，通常如果持续跑步四十分钟及以上，可以比较有效地消耗人体的脂肪。如果持续慢跑一两个小时，对于脂肪的消耗会更明显，配合合理的饮食，能够更好地达到减肥的目的。

　　一个人可以通过循序渐进的、系统的、长时间的跑步来达到减肥的作用。每一项运动都会有燃烧脂肪的过程，但是关键在于需要持续不懈的运动，而要科学系统地坚持下去，燃烧脂肪的效果才会好，因此利用跑步进行减肥时，跑步速度需要由慢到快，跑步距离需要由短到长，根据自身情况及时进行调整。如一些体重超重需要减肥的人，在最初跑步的时候不应该进行大运动量的训练，而是要由较少的运动量开始，然后慢慢地提升。刚开始进行低强度的运动，比如慢跑或快走，然后再逐渐提高跑步的速度。

其实，不同的人在跑步的过程当中都有比较适合自己消耗脂肪的时间段，一个人跑步十分钟可能达不到消耗脂肪的效果，但每次跑步时间固定在四十分钟以上就可以消耗大量脂肪。因为通常在运动三十分钟以后人体可能才开始比较明显地消耗脂肪。运动强度达到一定程度，才开始释放多巴胺让人产生愉悦感，而一个人如果能经常体会到运动带来的愉悦感，则更容易坚持下去。

所以对于希望利用跑步进行减肥的人群来说，刚开始进行跑步时其实是比较难的，但只要秉承循序渐进的原则，制定一个科学的计划，并持之以恒地坚持下去，跑步是一定能达到减肥效果的。

肥胖的人怎样跑步

较胖的人比较适合慢跑，但不建议超重过多的人进行长时间的跑步运动，因为跑步对于膝关节有一定的冲击力，相对容易造成关节软骨甚至是骨组织的损伤。这类人可以先选择游泳、骑脚踏车或者是利用椭圆机等方法去减体重，等身体相对超重不很严重的时候，再进行跑步。

对于体重严重超标的人，尤其是有关节损伤的人来说，最初比较好的减肥方式之一就是在水中进行运动。通过大量的研究发现，在水中运动至少有三个好处：

一是水的浮力减轻了关节的负担。

二是在水中运动时身体热量容易散发，因为水的温度比较低，且水直接接触皮肤，散热会更快。

三是在水中运动时，静水压力可以使人体的中心血容量增加，也就是人体的心脏和大血管系统的容血量增加，有利于血液循环。

在水中跑步的时候可以改善左心室的功能，有提高有氧运动能力的作用。所以这样做不仅仅增加了人体的能量消耗，达到了减肥的目的，同时还增强了自身心肺系统的能力。所以在水中跑步也是一种非常好的减肥运动。但需要提醒大家，游泳后如果还要过度增加进食量，也就是增加热量摄入，可能会使减肥效果大打折扣。

因此，同时控制饮食也是非常重要的。

五、跑步与肌肉

跑步这项运动是一项全身参与的运动，在跑步的过程当中，身体的全身肌肉都要参与进来，这其中有部分肌肉有重点发力，比如腿部肌肉以及臀部肌肉，在跑步的过程当中需要有摆臂动作，上肢和肩背部的肌肉也会发挥作用，核心部位的肌肉为了维持脊柱稳定性，也会发力。这些在跑步过程中重点发力的肌肉都可以得到很好的锻炼。

实际上"锻炼肌肉"有两个不同的概念。

一个是一些人专门到健身房"撸铁"，这种力量训练能够锻炼人体中大的、爆发力强的肌肉块。另一个是从事耐力运动项目，比如跑步等，主要练的是耐力型肌肉群的肌肉力量。

两者分别属于"快肌"和"慢肌"，所以对肌肉的锻炼要求其实有所差异，有些人可能将锻炼肌肉定性为全身都是"肌肉块"的这种状态，但是真正在跑步的过程当中未必需要这种"肌肉块"的力量，也就是"快肌"的力量，而是需要"慢肌"的力量。因此跑步能够增强人体肌肉力量，也对增强肌肉功能和弹性有所帮助，但并不会让人体的肌肉显得又大又硬。

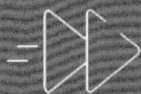

第二部分
跑步：当心这些损伤

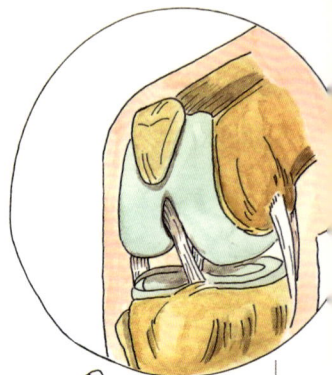

膝关节

一、膝关节损伤

　　跑步是用到下肢关节最多的运动之一，也属于负重运动，这个"重"指的主要是体重。

　　跑步运动主要是以下肢为主，所以通常会用到膝关节、髋关节和踝关节等，其中膝关节是使用最多的关节之一，而且膝关节的负重比较大，因为它需要去协调近端的大腿和远端的小腿之间的联系，属于枢纽关节，所以相对而言发生损伤的概率也较大。

　　不过，跑步过程中急性的膝关节损伤相对较少，劳损性的损伤相对较多。膝关节损伤通常可以分为关节外的结构损伤和关节内的结构损伤，膝关节外的结构损伤主要包括肌肉、肌腱损伤、髂胫束摩擦综合征等，膝关节内的损伤主要包括软骨损伤、半月板损伤、韧带损伤、滑膜损伤等。

肌肉、肌腱损伤 |

关节外的结构损伤指的是膝关节周围的肌肉、肌腱等组织损伤，最常见的有大腿前方的股四头肌和后方股二头肌的损伤，在小腿部位比较常见的是小腿三头肌的损伤。

例如短跑运动员参加职业比赛，或长时间不运动的人突然间以比较快的速度奔跑，就有可能造成股四头肌、股二头肌以及小腿三头肌的拉伤。在这三种损伤中，以股四头肌和股二头肌的拉伤甚至撕裂相对较为多见。

这类撕裂常发生于肌肉的肌腹或者肌腱和肌腹交界的部分，肌肉常会出现部分或者完全撕裂，遭遇完全撕裂的肌肉很可能会无法彻底恢复正常了，因此大家需要特别重视预防这种损伤。

大部分肌肉在遭遇撕裂后，肌肉两端会出现收缩也就是回缩的情况，而肌肉又是一种难以缝合的组织，因为肌肉组织太软太脆，几乎无法缝合修复，即使能够缝合，强度也远远不能达到对抗肌肉收缩力的要求，所以一旦出现肌肉撕裂，经常会对运动员造成终身的影响。不过好在肌肉损伤也有个特点，就是即使肌肉撕裂或者是完全断裂了，也不意味着这块肌肉彻底失去发力的作用，临床上有很多人即使是运动员，在肌肉断裂之后，

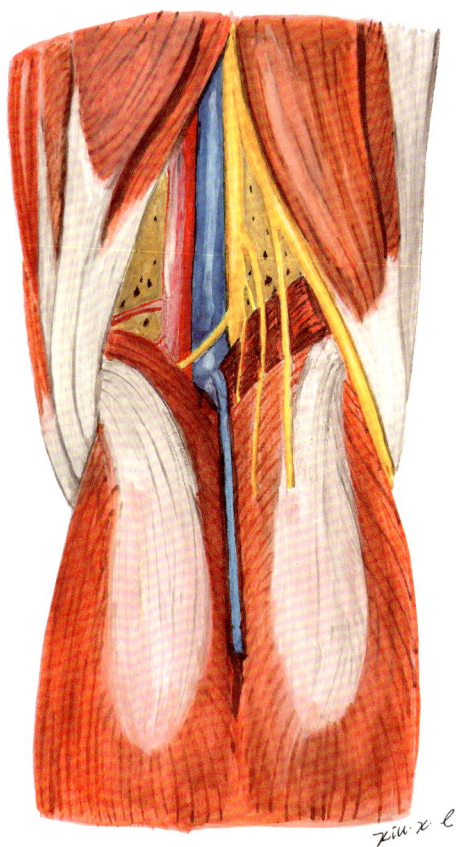

膝关节后侧肌肉

通过慢慢康复，疼痛消失以后，照样可以完成和之前一样的技术动作，只是撕裂的地方就可能会长期出现一个凹陷，也就是个"坑"，尤其是在肌肉收缩时特别明显，这是严重肌肉断裂后不能完全恢复留下的"印迹"。主要原因在于每一组肌肉实际上都有一些协同肌，比如股四头肌，通常股四头肌的四个"头"同时出现撕裂、断裂的可能性极小，一般是一个"头"出现损伤，这时候其他的"头"可以代偿损伤肌肉的功能，因此整体的肌肉的功能受损并不严重。股二头肌损伤时一般也只损伤一个"头"，另外一个"头"还是可以发力的，而大腿后方腘绳肌也可以帮助代偿股二头肌的部分功能。

除了上面提到的肌肉损伤，肌腱（包括股四头肌肌腱、股二头肌肌腱等），也经常会出现损伤。例如不合理的跑步运动很可能造成腘绳肌肌腱损伤，引起鹅足滑囊炎等，就是腘绳肌腱远端止点旁边的滑囊发炎。但这种损伤一般也属于劳损性损伤。在临床上也有一些非常特殊的患者，如我曾经治疗过一位女杂技演员，她在跑步或者是伸直腿的时候，几乎每次都会感觉到在膝关节的后外侧有"咯嘣"响的情况，而且不能完成正常用力屈、伸膝关节的动作，甚至不能跑步。后来在做手术时，发现她的腘肌腱跟关节内的软骨和骨头有明显摩擦，引起响声，并阻碍其伸直膝关节。当我通过手术把与腘肌腱摩擦的部分骨头和软骨进行清理后，她就痊愈了。这是临床上非常少见的一种病例。

具体来说，如果遭遇肌肉拉伤，通常还是急诊就医比较稳妥，如果自己觉得确实很轻微，可以先考虑观察并在应急处理需要做到以下几点：

- **冰敷**。即用冰袋敷在受伤部位。在受伤后 48~72 小时内，通常用冰水混合物敷 20~30 分钟，可以间歇性反复冷敷，一般每次之间可以根据具体肿胀和疼痛情况，间隔 1~3 小时进行。如果肿胀持续时间超过 3 天，首先还是应该找医生就诊，确定是不是有更严重的需要处理的问题。如果确实问题不大，可以继续冰敷，直至肿胀和疼痛几乎完全消退为止。这种冰敷只要方法正确，是没有副作用的，而且能够促进伤处快速康复。

如何正确冰敷

不要直接将冰块敷在患处，可用薄毛巾或纸巾等垫在伤处，以免冻伤。

● 抬高患肢。即抬高受伤的肢体，将其置于稍高于心脏的水平，促进血液回流，有助于消肿。

● 进行加压包扎。可以使用弹力绷带包扎肢体，注意松紧一定要适度，太紧了经常容易造成血液循环受阻，引起包扎部位远端的肿胀，非常不利于恢复。

髂胫束摩擦综合征（俗称"跑步膝"）

人们常说的"跑步膝"，通常是指髂胫束摩擦综合征。

"跑步膝"只是一种常用的口语化描述。从专业角度上来看："跑步膝"这个概念应用起来并不合理，在临床上没有"跑步膝"这个概念。髂胫束摩擦综合征其实不能很好的代表由于跑步造成的膝关节损伤，因为可以引起的膝关节损伤种类比较多，如跑步后的膝关节疼痛，很多都不是髂胫束损伤引起的，而是软骨损伤、半月板损伤等等引起的。因此，如果单单采用"跑步膝"这个概念，很可能会对伤者的治疗产生误导作用。例如患者认为跑步后膝关节外侧疼痛就是滑囊炎，休息了很久都不好，也不去进一步检查和治疗，可能就会耽误病情。其实很有可能是软骨损伤或者半月板损伤，有的人甚至可能需要手术治疗，这与滑囊炎几乎都是采用保守治疗就可以完全好转有着天壤之别。

髂胫束摩擦综合征典型症状

1. 下楼梯或下坡跑的时候膝盖外侧感觉疼痛。
2. 膝盖用力伸直或者弯曲二三十度时比较明显的疼痛。
3. 股骨周围（主要是大腿靠近膝关节的地方的外侧面）感觉疼痛。
4. 症状加重时，大腿和小腿外侧也会疼。

在这里介绍一位因为长时间跑步导致髂胫束摩擦综合征的患者案例：

有个十八岁的男孩，平时不太运动，有一次体育课，老师说"分组分类型锻炼"，他被分到了长跑组，硬着头皮跑下来之后，"奇迹"出现了，不是他成功了，而是他的膝关节外侧出现了明显的疼痛。之后到运动医学科就诊，医生查体发现膝关节外侧压痛，但不像半月板的问题，于是给他做了磁共振检查。

检查结果显示髂胫束本身没问题，但在它的内侧有明显的白色高信号，那是软组织即滑囊的水肿或者积液，最后诊断为髂胫束摩擦综合征。

跑步时或跑步后之所以出现这种情况，大多数都跟跑者自身相关，如平时很少运动，突然间激烈运动引起；或者一段时间以内，运动量过大造成。这种情况一般不需要特殊的治疗，大多数可以通过休息来恢复。运动员为了能够尽早恢复运动能力，可能可以增加理疗、按摩、外用药物等辅助方法治疗。

对于普通跑者，只要平时多注意锻炼大腿的肌肉力量（具体参见前面章节股四头肌力量练习的方法），注意合理运动，采取正确的跑姿，控制好跑步总量，是可以预防这种情况发生的。

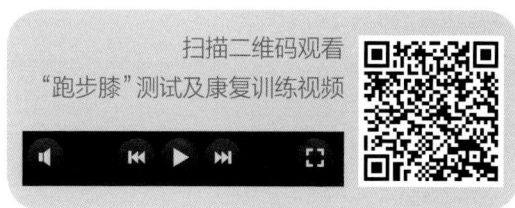

扫描二维码观看
"跑步膝"测试及康复训练视频

膝关节软骨损伤 ▎

膝关节内有几个主要的结构：软骨、半月板、韧带、滑膜。

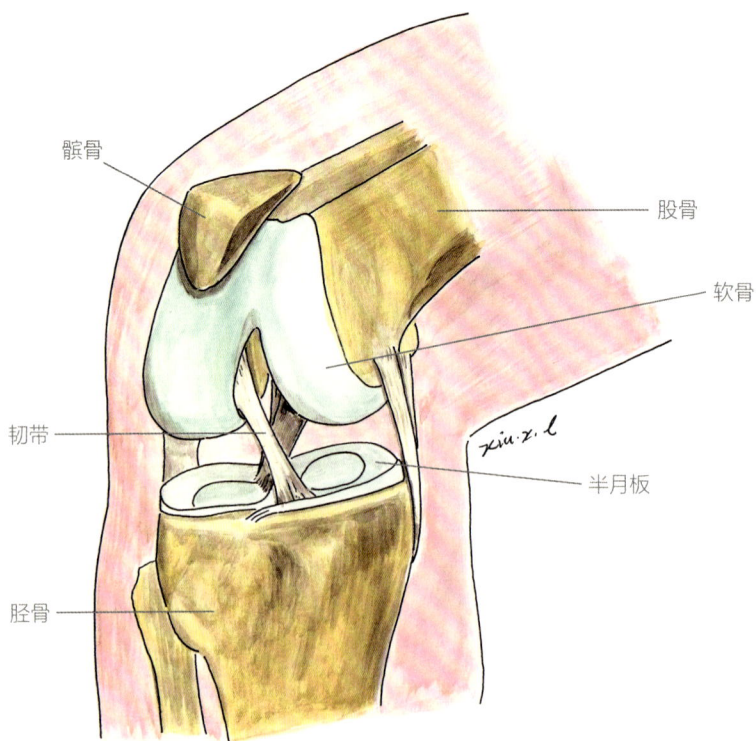

髌骨

股骨

软骨

韧带

半月板

胫骨

人体大多数四肢骨头的一端或者两端都覆盖有软骨，它像洁白的陶瓷一样有一定的韧度、硬度、脆性，而且特别光滑，所以软骨本身是可以适应人类长时间或者大运动量活动的，但是软骨也需要营养供给，而软骨本身是不具备血运的，它的营养来自关节内的营养液和关节摩擦带来的刺激，当关节内施加给关节软骨的力量合适时，它的营养状态就比较好，关节软骨会生长得很好，寿命会比较长。

因此，跑步时合理的使用关节对关节软骨有好处。所以一些人坚持跑步很多年，到了六七十岁，甚至七八十岁的年纪，膝关节软骨的状态还很好。但如果过量跑步，超越自己的极限去跑，尤其是一些爱跑马拉松的跑者，其实很容易出现关节软骨劳损。在跑马拉松时，尤其是连续跑马拉松，会造成软骨得不到充足的休息时间去吸收营养，造成软骨劳损，容易出现软骨损伤。

软骨损伤实际上是膝关节损伤中跟跑步相关度最高的，也就是说软骨损伤是最容易发病的。也许你听说过"髌骨软化"这个词，髌骨是有一定的硬度和脆度的，它软化后就会造成一系列的临床症状，比如说下蹲的时候膝关节出现疼痛等症状。髌骨不只会软化，情况严重的还会出现髌骨软骨损伤，分为一度、二度、三度、四度损伤。软化实际上只能算是一度损伤，而最严重四度损伤意味着软骨完全剥脱了。

膝关节软骨有约两个一元钱硬币那么厚，软骨完全剥脱后会露出下面的软骨下骨，这时人体的骨头本身暴露出来了，这种情况其实在生活中较为常见。最常见的疾病表现之一骨关节炎，它的早期表现就是软骨的损伤，直到最后三度、四度损伤的软骨剥脱。这种情况在跑步的时候比较常见的，因为软骨非常容易出现劳损，这种损伤既可能是膝关节某一次突然的扭转造成的，也可能是日积月累的劳损，甚至是反复蹲起造成的。

半月板损伤 |

　　半月板位于大腿股骨和小腿胫骨之间，是两个半月形的结构。当然也有特殊情况，有些人的半月板是满月形的，这种半月板在临床上被称为"盘状半月板"，在亚洲人的发生率相对比较高，接近10%，欧洲人的发病率相对较低。半月板是一个比较特殊的组织，因为它是一个半月形的，一边厚一边薄，薄的这一侧能承受的强度相对要弱，所以非常容易在屈腿、弯腿的时候出现撕裂。一般在跑步时极少出现半月板急性撕裂，做扭转运动时撕裂相对较多，例如踢足球、打篮球、摔跤、柔道运动等。

　　但事无绝对，曾经有一个三级跳的运动员在快速助跑和起跳的阶段出现了半月板撕裂，而且是双侧的半月板的横向撕裂，这种情况相对比较少见。跑步运动员或跑步爱好者出现的半月板撕裂大多是劳损性撕裂，主要位于内侧半月板的后半部分，因此大多数人都是觉得跑步时或者跑步后膝关节的内后侧疼痛，尤其蹲起、如厕时比较明显。

为什么半月板容易受伤

半月板容易损伤主要是由于半月板自身特殊的结构造成的。

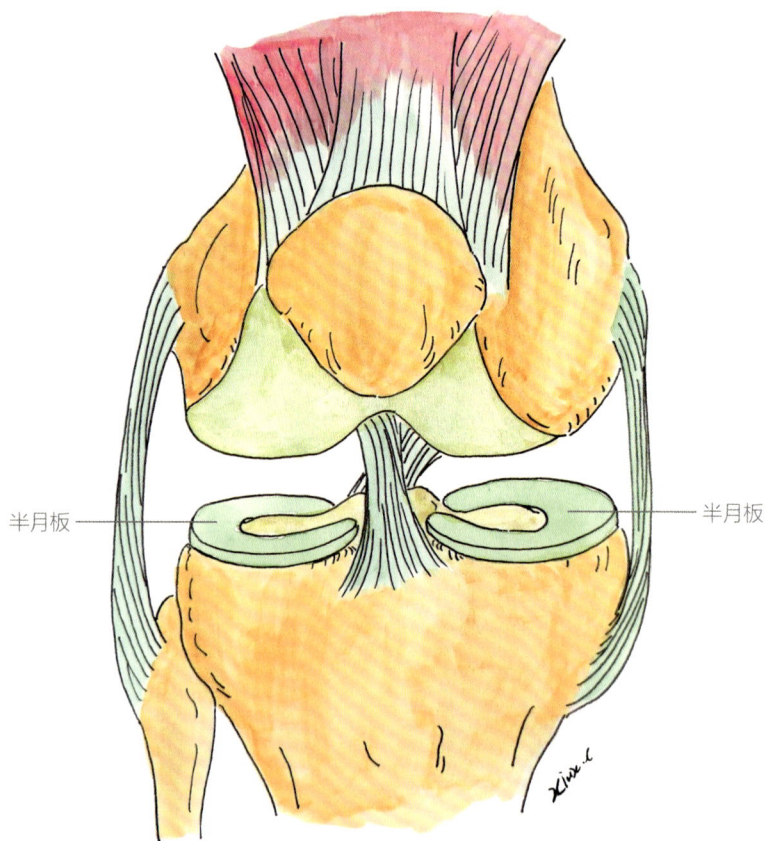

半月板 ——   半月板

人体半月板的组织结构可以看作是一张中央薄，周围厚的，没有"馅儿"的"饼"，正常时整体都比较结实。但用了一些年以后，如到了中老年，或者经常剧烈运动，这张"饼"就会逐渐变为"馅饼"，也就是上下表层结实，中间软糯，有馅儿，在运动时显然就会使上下两层之间错动，中心部位组织能承受的强度相对较差，严重时"馅儿"就被挤出来了，就是半月板的上下表面之间撕裂了，这是最常见的一种半月板撕裂形式。这是一种慢性损伤，再加上半月板自身血运较差，出现损伤后恢复速度较慢，几乎没有自愈可能。

除此之外，如果跑者的半月板本来就有退变，就像"饼"已经变成了"馅饼儿"，又经常进行长时间、高强度的跑步，相对就更容易造成半月板损伤了。

半月板受伤的三个信号

• **疼**。半月板损伤只有在下蹲、蹲起的时候，加上旋转，才能感受到疼痛，这是因为不同的损伤部分之间产生了牵拉，这种牵拉力是造成半月板疼痛的一个主要的原因。而跑步的时候，好多人是感受不到半月板损伤的。

• **响**。会有弹响的声音，就好像摁圆珠笔、自动铅笔的声音似的，声音时大时小，也有时候，并没有出声，但是自己感觉膝关节里出现了声音。

• **卡**。临床上叫交锁，大多数都是因为半月板某一个部分损伤以后不稳定，活动的时候，有可能会卡住。卡住后关节伸屈没有问题，但有时候突然间在某一个角度，就卡住不能动了，既弯不下去，也伸不直，这就是半月板撕裂最多见的卡。但是要提醒的是，膝关节长期疼的中老年人，出现卡的问题不一定是来源于半月板受损，更有可能是软骨的问题。

当膝盖出现了疼、响、卡，一般就真的提示可能是半月板损伤了。临床上有一种表现就是膝盖还经常会出现肿胀，但是很多半月板损伤因为不严重，尤其是在没有血运的区域损伤，并不一定会肿。

半月板损伤要不要手术

半月板损伤不严重的可以保守治疗，严重的就必须手术了。半月板也像个软"垫子"。如果半月板最轻微的病变，只是"垫子"里面出了一点点小问题，垫子外观还是完全正常的，表面都很光滑没受损或者损伤都在内部，没有累及半月板表面，则首选保守治疗。

半月板较为严重的损伤，如半月板的撕裂，已经累及表面，半月板表面不光滑或者撕开了或者治疗几个月后仍然反复出现膝关节疼痛伴活动受限都必须手术治疗。大多数半月板撕裂都不能缝合，需要进行部分切除，即进行半月板修整手术。

特别要强调的是，青少年由于运动不当造成的急性半月板损伤一般要手术。一方面，是因为对于青少年正处于生长发育的旺盛阶段，因膝半月板损伤不及时治疗导致出现诸如肌肉萎缩、韧带松弛、软骨继发磨损等情况会影响以后的生活和运动能力。另外一方面，也由于青少年一般体质较好，及时手术可以进行半月板缝合或有限成型，促进损伤的半月板自我愈合，最大程度地保存半月板的结构和功能，减少后遗症的发生。

合理的半月板手术后，对人的身体影响通常很小，仍然能够恢复到原有的功能和运动状态。半月板术后能够很快恢复，但仍需要注意术后的康复锻炼。

韧带损伤

　　膝关节内部主要有两根韧带：前交叉韧带和后交叉韧带，除此之外，在膝关节内侧关节囊浅层，还有一个特殊的韧带叫做内侧髌股韧带。

　　一般来说，前、后交叉韧带需要受到很大的外力后才会断裂，所以通常跑步是不会导致损伤前后交叉韧带的。但是假如在跑步的时候意外摔倒，或者是发生碰撞，这时就有可能出现前或者后交叉韧带的断裂，甚至严重的可能出现两根韧带同时断裂。

　　总的来看，前、后交叉韧带在跑步时相对不容易损伤，但内侧髌股韧带在跑步中发生损伤的概率相对较高，也就是出现临床上常见的"髌骨脱位"。有些人在跑步时，尤其是在越野跑和在转弯角度大的场地跑步时，会出现跑步姿势没有控制好，或者是和别人发生碰撞，造成站立不稳，随后可能出现膝关节的扭转，这就有可能导致髌骨脱位。

髌骨脱位的病理基础是内侧髌股韧带的撕裂或者是完全的断裂。这种情况比较特殊，一般只会出现在先天性关节松弛的跑步者身上，这类人群的韧带组织结构跟大多数人的韧带组织结构不太一样。他们的韧带组织相对来看比较松软，临床上叫做"结缔组织发育异常"，导致组织强度比较小，相对容易被撕裂。而大多数普通人在膝关节出现轻微扭转的时候，髌股韧带会较好地保护髌骨不向外侧脱位。但是对于先天性关节松弛的人来说，如果力量稍大，就有可能造成髌骨脱位、即内侧髌股韧带的断裂。

　　这种损伤多发生在很年轻甚至青少年人身上，而且基本很难完全自愈，大多数人会反复发作，因此多数需要手术治疗。主要的手术方式就是内侧髌股韧带的重建。而这种手术相对容易出现术后康复的困难，因此需要特别注意。

更多关于韧带损伤的知识，
扫描二维码观看视频

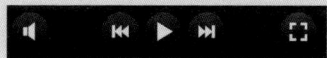

膝关节滑膜炎 |

　　滑膜的分布面积很大，它是关节内部一种特比较特殊的结构，前文提到的软骨一般处在硬组织表面，就是在骨头的表面，而滑膜绝大多数是在软组织表面，比如关节囊（腔）的内层，或者韧带的外表面等部位。

　　滑膜是一种对温度十分敏感的结构，其内部主要是血管和一些滑膜细胞，以及一些纤维结缔组织。一般来说滑膜的血运比较好，本身不容易发病，但是滑膜会受到关节里面病变结构的影响，比如髌骨软化或者软骨损伤后，掉下来的软骨碎屑会出现刺激，这就会影响到周围的滑膜，引起滑膜炎。滑膜炎会造成关节内的水肿、疼痛，这是临床上最常见的症状。一些人跑步时间长了膝关节会出现肿胀，大多数都是属于这种情况，除了软骨损伤以外半月板损伤等也可能会造成滑膜炎。

　　滑膜自身也可能出现病变，比如滑膜炎，出现类风湿、色素沉着绒毛结节性滑膜炎，还有滑膜软骨瘤病等。还有很多特殊类型的滑膜炎，例如患者有强直性脊柱炎，也可能造成滑膜病变，还有一些感染造成的滑膜炎，如结核性滑膜炎，都属于滑膜本身的病变，这时膝关节会出现肿的体征和疼的症状。

跑步不当造成的滑膜炎在临床上偶尔也会见到，但尚未有确切的医学研究证明这种情况跟跑步绝对相关，因为有些人即使没有运动，也会出现膝关节的肿胀，其膝关节软骨也没有问题，做核磁检查发现滑膜有增生炎症，通常经过三至六个月的保守治疗也没有好转的迹象，最后只能采用关节镜手术切除病变的滑膜。

健康 小贴士

关节滑膜出现炎症后怎么办

　　不管是哪一种情况的滑膜炎，如果是三至六个月都不好转甚至出现持续关节肿胀积液，症状持续加重的话，基本上都可以考虑采用关节镜手术切除病变滑膜来进行治疗，因此也不用过于担心。

　　值得注意的是，这种手术如果不够注意康复，有时候会出现关节粘连等一些并发症，因此最好还是保持关节的正常机能，该休息时要及时休息，尽量不要严重到需要手术的情况。

　　滑膜炎症术后的康复锻炼主要以关节活动角度练习和肌肉力量练习为主。首先要做角度练习，当屈膝角度显著超过90°甚至接近正常后，可以开始进行有效的肌肉锻炼。

膝关节损伤的康复训练 |

　　对于膝关节内的损伤，如软骨损伤、半月板损伤、韧带损伤及滑膜，在康复训练上主要有两种方法，一是关节角度训练，适用于严重的膝关节损伤的康复，是让术后的膝关节回到正常的屈曲角度，主要训练有坐位垂腿、坐位抱腿等。另一个是训练是加强腿部特别是膝关节周围的肌肉力量，原理是肌肉力量足够大时，膝关节承受的压力会变小，适用于大多数膝关节损伤。主要的训练方式有：踝泵、股四头肌等长收缩、静蹲等。

关节弯曲角度练习

膝关节角度就是指大腿的延长线和小腿之间的夹角。

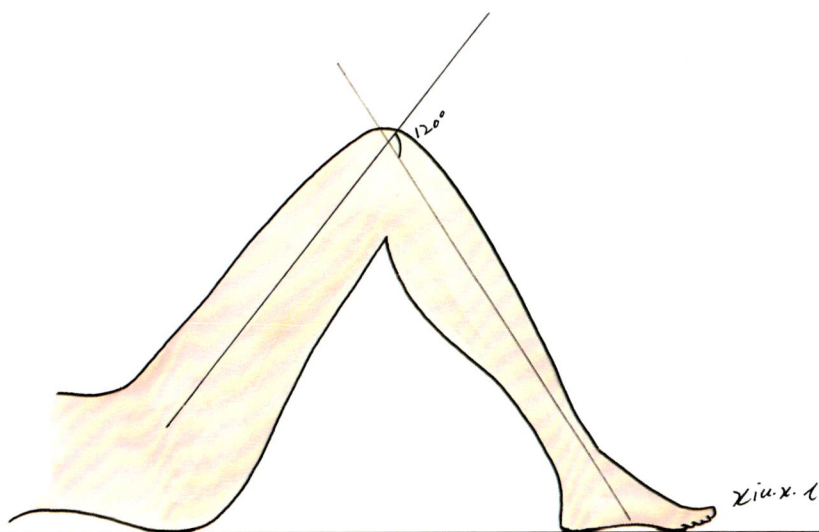

作用：主要被用来进行膝关节严重受伤后或者手术后的膝关节角度训练，让膝关节逐渐恢复到正常屈伸状态，练习的时候通常会有一定程度的疼痛，只要相对比较容易忍受，休息后很快好转，就可以接受。

锻炼时间：术后3~4天开始练习，每1~2次，每次练习10分钟左右。主要是每天都争取进步一点点，甚至更多一些，才算有效果。

锻炼方法：坐位垂腿、坐位抱腿、坐位顶墙等。

膝关节角度90°以内，可以采用坐位垂腿。

膝关节角度90°~100°，可以采用坐位顶墙。

膝关节角度100°以上，可以采用坐位抱腿、仰卧垂腿等。

● **坐位垂腿练习** ⇒▷

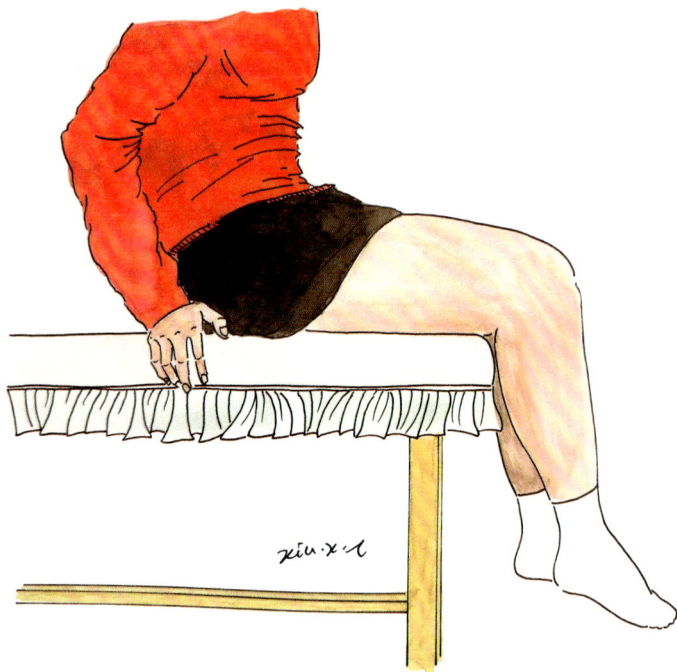

作用：可以帮助增加关节活动度。

锻炼方法：膝盖屈曲角度不超过90°，每次10分钟，一日一次即可。练习后即刻冰敷20分钟左右，如平时有关节内明显发热、发胀的感觉，可每隔一到两小时冰敷一次（如棉花腿加压包扎未拆除则无需进行冰敷）。

● **坐位抱腿** ⇥

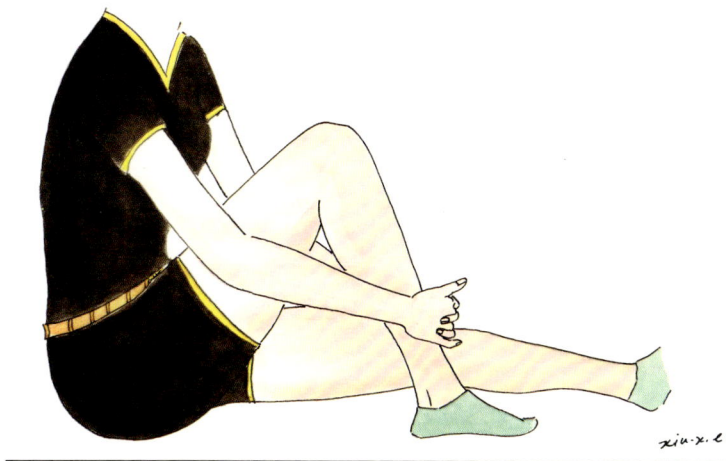

xiu·x·l

　　训练方法：采用坐位，未受伤的腿伸直，受伤的腿弯曲，用双手抱着伤腿，将腿内收至感到疼痛，保持30秒。之后再继续抱腿，缩小腿弯曲的角度，在疼痛能够忍受的范围内，保持30秒。继续重复该动作，直至疼痛难以忍受可停止。

　　经过一段时间的练习，小腿弯曲角度大于等于90°即可更换成其他能弯曲更大角度的练习了。

● **坐位顶墙** =]>

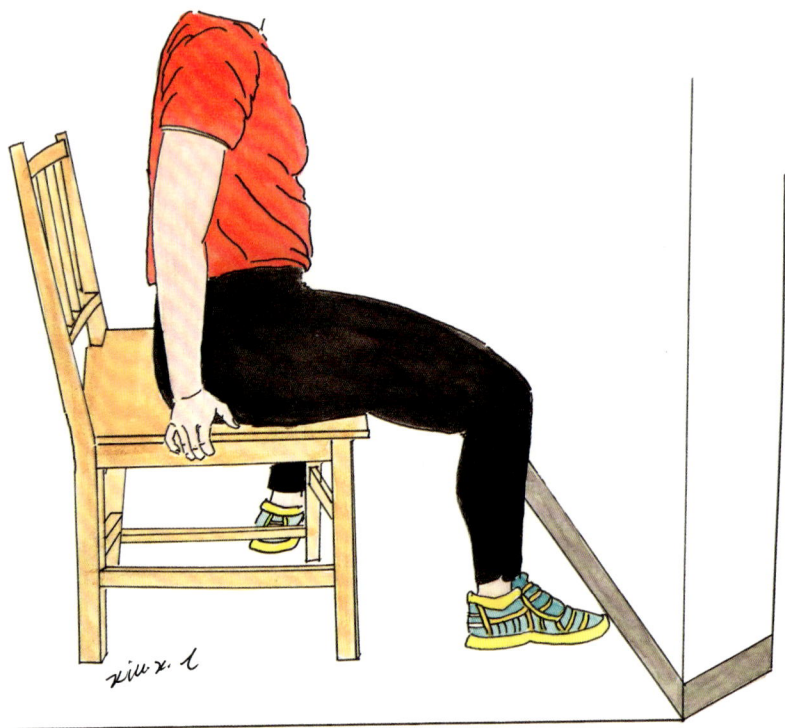

xiu.x.l

　　锻炼方法: 也叫被动屈曲练习, 练习时最好坐在有扶手保护的椅子上, 如无保护, 则需要双手抓紧椅子, 面向墙壁。受伤的腿侧足尖顶着墙壁保持不动, 双手用力扶着椅子两边, 用力支撑重心, 保持上体正直的同时, 身体开始向前缓慢平行移动患膝至微痛位置, 保持 1 分钟。练习此动作时, 要注意不能歪斜或抬起受伤腿侧的臀部。

　　通常每日练习1~2次即可, 每次训练一定要争取有进步。

● 强化坐位抱腿和仰卧垂腿屈曲练习 ◁▷▷

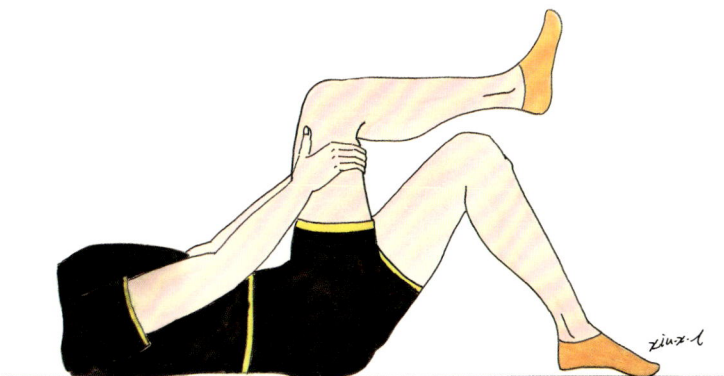

作用：损伤后和手术后膝关节弯曲达到90°以后的康复期训练的常用方法。

训练方法：角度达到120°以后，可开始此练习。主要就是躺在床上，靠小腿的自重，逐渐放松膝关节来屈膝练习。争取在术后12周内逐渐达到全范围屈曲。主要锻炼频次和要求同"坐位抱腿"和"坐位顶墙"。

肌肉力量练习

● **踝泵练习** ⇒▷▷

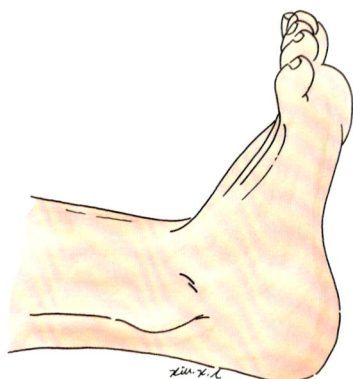

　　作用：对促进下肢血液循环、消肿、防止静脉血栓有重要意义，还可以维持和锻炼股四头肌肌肉力量。适合膝关节半月板、韧带等术后训练。

　　锻炼方法：要求用力、缓慢、全范围屈伸踝关节。把脚使劲往上勾，勾到最大的极限，然后再往下伸，伸到最大极限，这样反复的上下运动。以50次为一组，一天可以做10-20组，每天坚持练习。

● 股四头肌等长收缩练习 =▷〉

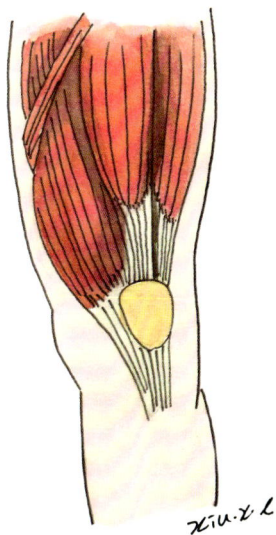

股四头肌绷紧

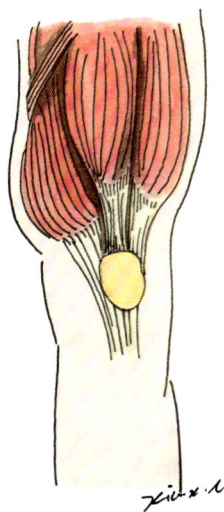

股四头肌放松

作用：可以帮助患者在术后恢复大腿肌肉力量，日常也可以进行训练。

锻炼方法：让大腿肌肉绷紧，然后再放松，绷紧5秒，放松2秒，反复去做。50次为一组，一天做10~20组。这种练习的强度非常低，一般需要每天锻炼达到总次数800~1 000次才有效。

股四头肌等长收缩练习适合很多人

股四头肌等长收缩练习非常方便，站着坐着都可以练习，坐着工作例如看书、看电脑的时候，更适合做，不但能锻炼肌肉力量，还能减少因为久坐可能引起的下肢深静脉血栓的形成，尤其是下肢做过手术的中老年人。

● 直抬腿练习

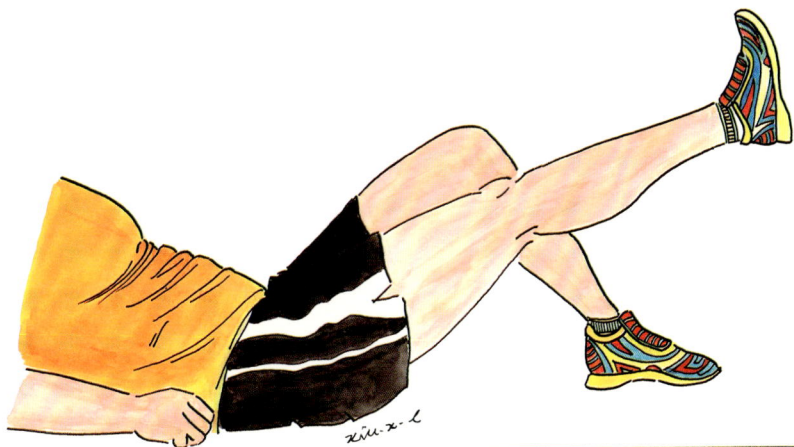

作用：直抬腿是常用的股四头肌肌肉力量练习，可以帮助恢复肌肉力量，此方法适合膝关节手术后或者受伤后的锻炼。

锻炼方法

静态训练模式：平躺在床上，膝关节伸直抬离床面30°，持续到力竭。缓慢放松，休息10秒，之后再抬起，如此反复，每组10次，每日2组。

　　动态训练模式:将腿抬起、下落为1次，每小组10~30次，组间休息10~20秒，每大组4~6小组，每日2大组。

　　当身体恢复适宜，可进行加强直抬腿力量练习，尝试向各个方向抬腿。后期可根据情况逐渐加强，例如加用沙袋负重抗阻，可以加快速度，提高效率和训练效果。

● 髋周力量训练 ⇒▷▷

作用：加强伸髋周肌群肌力及大腿前后侧肌群肌力。

锻炼方法：双足与肩同宽直立，足尖向前，借助支撑健侧单腿站稳，患腿踝关节处系弹力带，另一端固定，伸膝向前、向后、向外、向内四个方向顺序用力牵弹力带。要求至最大角度保持一定时间或完成动作为一次。

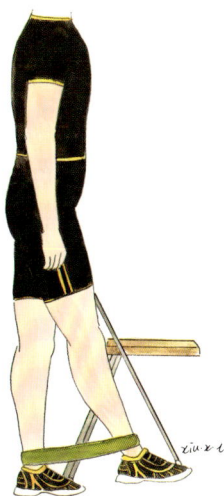

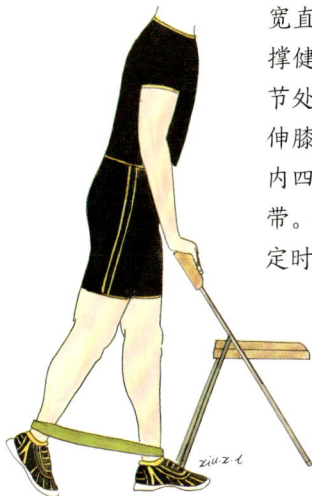

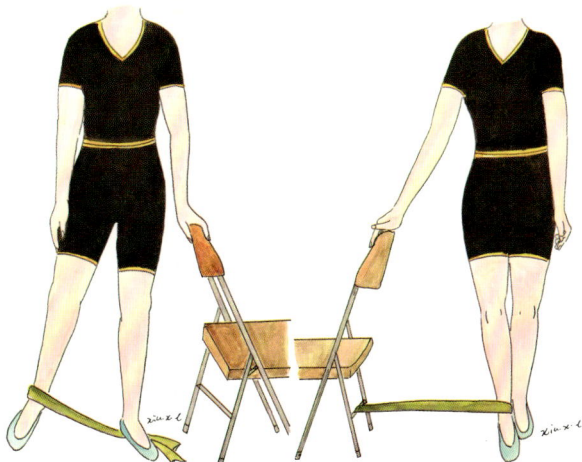

● **平衡练习** ◁▷

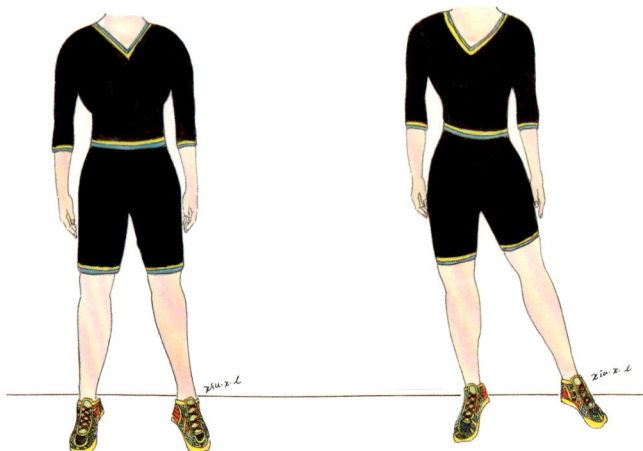

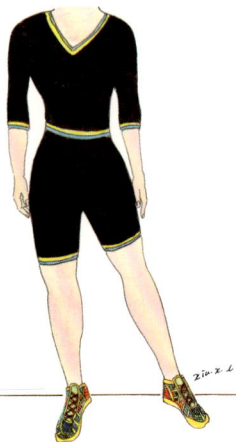

作用：可在坚持前面练习的基础上增加负重及平衡练习，增加肌肉力量，可帮助术后/伤后脱拐行走。

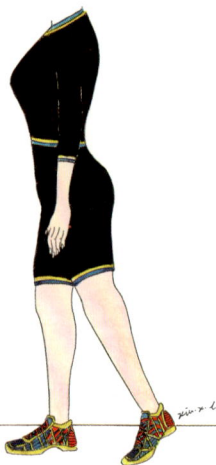

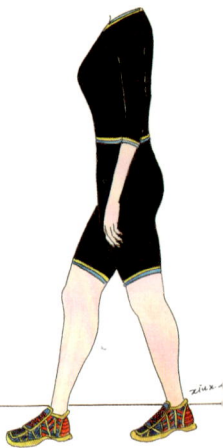

锻炼方法

1. 在保护下站立（如靠近墙或者桌子），双足左右分立与肩同宽，缓慢左右、前后交替移动重心，逐渐增加患侧下肢的负重及用力程度，争取可达到患侧单腿完全负重站立。

2. 一般为每次5分钟，每组2次，每日2~3组。一般练习至可患侧单腿站稳一分钟，即可脱拐行走。

● **坐位抗阻伸膝练习** ⇒⊳⊳

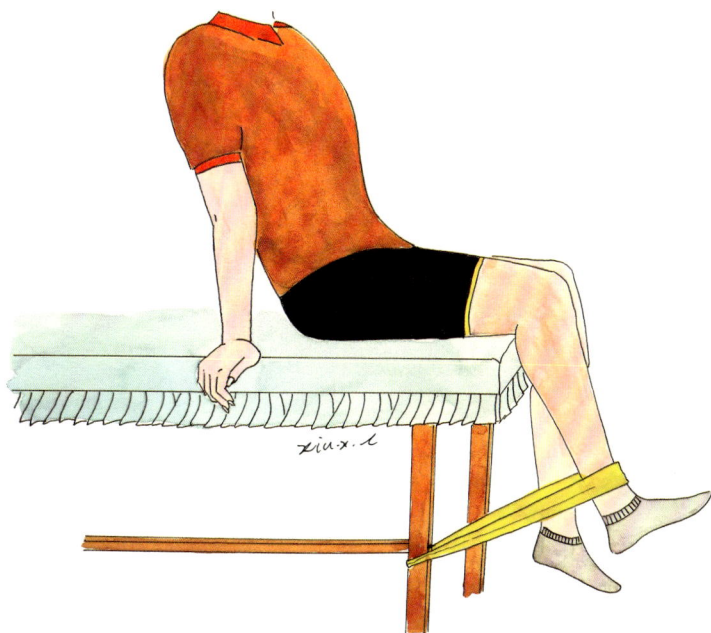

作用：训练股四头肌。

锻炼方法

1. 使用弹力带或沙袋等为负荷练习，如果把弹力带更换为沙袋，也可以用同样的抬腿抗阻方法练习。它比弹力带的方便之处就是便于腿可以抬到伸直位，人更容易适应。弹力带的不足之处是无法抬到接近伸直位，对于股四头肌内侧头的训练不够完全。

2. 30 次／组，组间休息 30~60 秒，4~6 组连续，每天做 2~3 次。

● 下台阶练习 ⇥

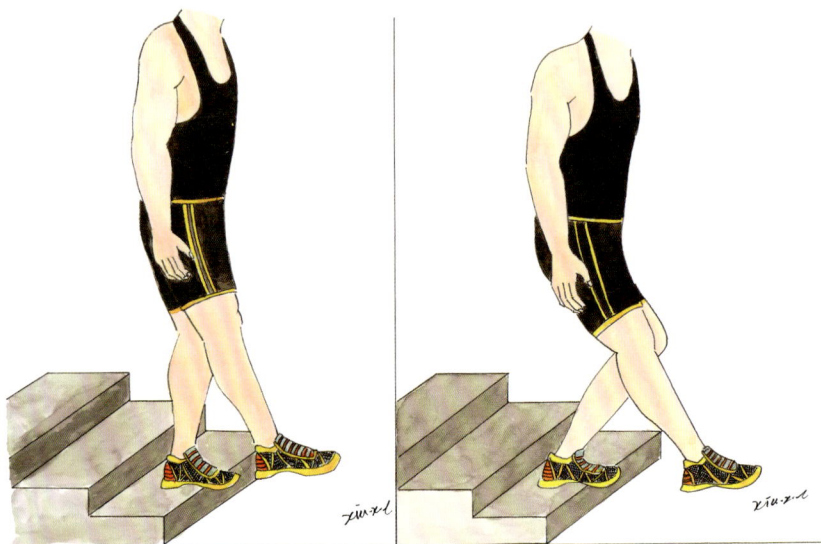

作用：是让损伤或术后患者逐渐准备回到正常生活的重要训练之一。因为大多数人都离不开上下台阶这个动作，但这个动作显然要比在平地上走路困难得多，因此需要特别加以练习和适应。

锻炼方法

1. 站立于一层台阶上（逐渐增加台阶高度），患腿单腿站立，健康的腿向前伸出。

2. 患腿缓慢下蹲至另一条腿足跟着地，再缓慢蹬直至完全伸直。

3. 一般为每组 20 次，组间间隔 30 秒，2~4 组连续，每日 2~3 次。

● **靠墙静蹲** ⏩

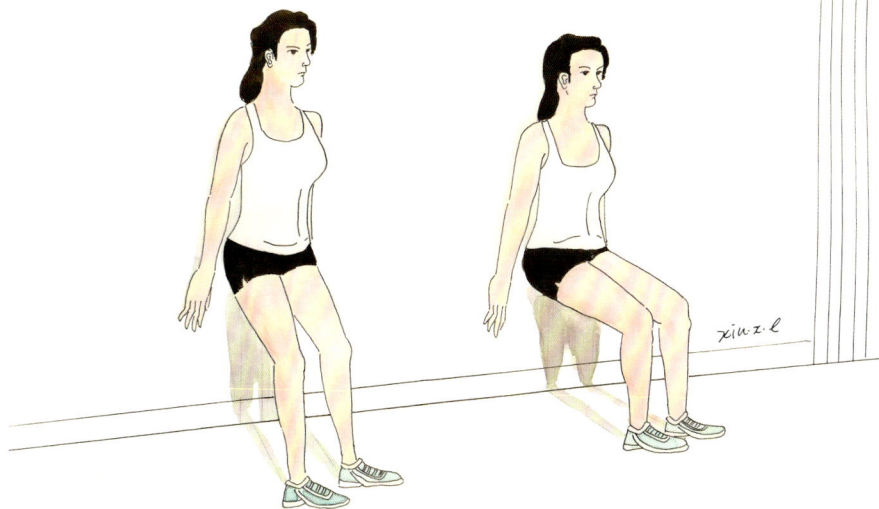

作用：可以有效训练大腿前侧股四头肌，避免给予膝关节过大压力，适合经常跑步的人群特别是膝关节发生疼痛的人群。

锻炼要点

1. 控制好高度

为了缓解膝痛而进行靠墙静蹲，蹲的位置要高一些，小腿与地面保持垂直，避免膝盖超过脚尖，所蹲的位置应当以不产生疼痛为宜。

2. 控制好时间

一般可以蹲到腿感觉酸胀为止，由于个人能力不同，一般可维持半分钟到两分钟，甚至更长时间。

3. 控制频率

靠墙静蹲几乎不受场地限制，在室外、在家、在办公室随处都可练习，建议可以天天做，也可隔天练习，一次训练至少蹲2组，最好完成3~4组。

扫描二维码观看
"膝前痛"测试及
康复训练视频

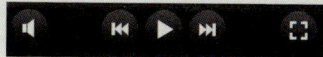

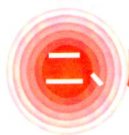

二、腿部损伤

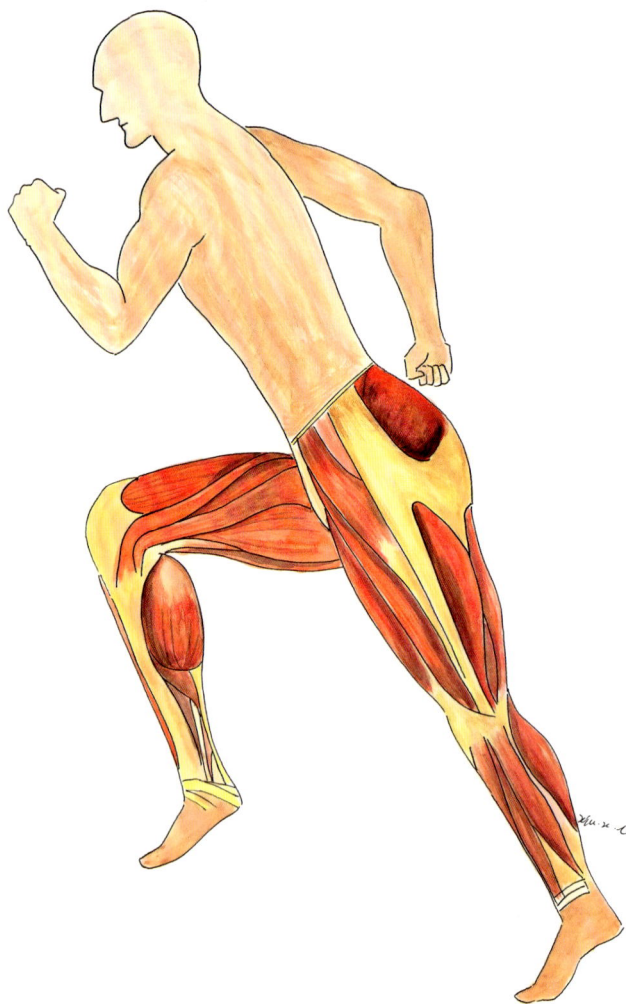

胫骨疲劳性骨膜炎 |

胫骨的疲劳性骨膜炎是非常常见的一种病，也被叫做"行军损伤"，顾名思义，这种损伤在长时间行军的军人中经常会出现，主要表现为小腿前方的疼痛，摸上去就是小腿前面最硬的一部分，也就是胫骨的中下段前部，这是由于胫骨前方的骨皮质受应力太大，而且这种应力是长时间重复出现，造成胫骨前方的骨膜出现炎症，逐渐增厚，最终引起疼痛的症状。

严重的胫骨前方骨膜炎甚至可以造成胫骨前方的部分骨折，属于劳损性损伤，且大多是隐匿性的，一般都跟持续的长时间跑步有关系。如果损伤仅局限于骨膜部位就是疲劳性骨膜炎，如果损伤已经到了骨折的程度，就是疲劳性骨折，这是比较常见的一类运动损伤。

应对这种损伤需要好好的、彻底的休息。疲劳性骨膜炎，以及造成的骨折，通常最少都要三个月以上的休息，才可能逐渐完全恢复。

小腿骨筋膜室综合征 |

　　这种病症在临床上运动损伤中非常少见，但是反复的、长时间的大强度跑步劳损，有可能导致这种疾病，它危害很大，会严重影响肌肉甚至神经组织，最严重的可以出现小腿部分组织的坏死。它的病理表现跟前文提到的骨膜炎不一样，虽然发病部位也是在小腿的前侧，但是它是属于前外侧肌肉筋膜组织结构的水肿，最终压迫里面的血管神经引起症状。

　　小腿骨筋膜室是人体骨头和骨头表面的肌肉筋膜之间的腔室，这里面是肌肉和支配肌肉活动的神经以及供应肌肉血运的血管。通常在这个腔室里肌肉的容积是固定的，但如果跑步过多、运动过多，且没有充分的休息，就可能引起肌肉和周围组织的水肿，水肿会使肌肉体积增大，最后引起"肌间隔"容量不足，而"肌间隔"相对比较硬，弹性小，不能像肌肉那样收缩和舒张，出现了肌肉严重水肿的时候，就会引起骨筋膜室里面的压力增高，到一定的限度，就会引起肌肉的血运和神经支配受到压迫而损伤，严重的甚至导致肌肉的坏死。

小腿骨筋膜室综合征大多数出现在外伤和手术以后，但是跑步过多也可能诱发这种病症。在临床上曾经遇到一个运动员，他在高强度的跑步训练后，反复出现小腿前外侧疼痛，还伴有脚麻和脚踝、脚趾头抬不起来的情况，这是因为小腿骨筋膜室综合征经常会导致支配人体把脚趾和脚踝往上勾的神经受损伤，同时造成脚踝和脚趾头的区域出现麻木甚至疼痛。出现这些症状时往往都需要紧急治疗，严重的还需要做手术，把骨筋膜室切开释放压力，不然肌肉很可能会造成不可逆性的坏死，造成永久性的伤害。

　　因此在这里要提醒各位跑者，如果出现了脚踝和足趾无法上抬、小腿前外侧特别肿、疼的症状，应该立刻到正规医疗机构找医生诊治。

胫骨结节骨骺炎 |

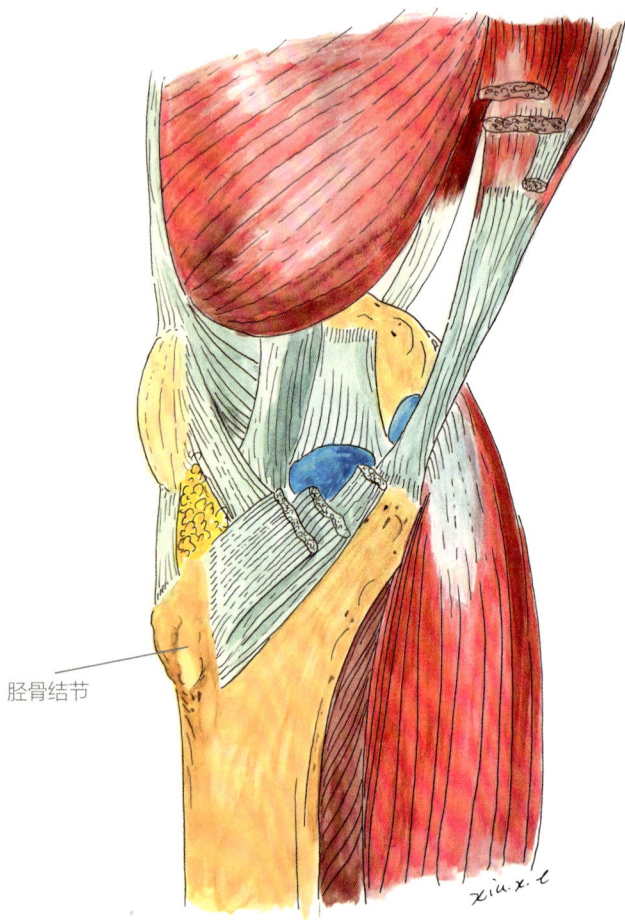

胫骨结节

胫骨结节骨骺炎通常跟跑、跳运动有比较密切的关系，绝大多数发生在青少年身上。因为胫骨结节实际上是人体髌韧带的止点之一（远端止点），长在胫骨近端（也就是小腿靠近膝关节的地方）的前方。在青少年时期，此处骨骼没有完全发育好，即我们通常说的"骨骺"，也就是当时没有愈合、但将来要完全愈合形成一块骨头的地方，就像用胶粘在一起不太紧密的两块木头之间。在进行跑、跳运动时，髌韧带会给胫骨结节施加较大的拉力，反复跑、跳带来的就是反复的牵拉，而牵拉过多、力量过大，就可能会引起胫骨结节骨骺的劳损，有的时候甚至可以把胫骨结节部位的骨骺拉下来，就是骨骺骨折。如果只是反复的劳损，等到骨骺闭合以后（男孩通常 15~18 岁，女孩 13~16 岁，）还可能在这个地方出现"骨化"的情况，就是软组织里面出现骨头一样的硬组织，这些都可能引起患者在跑、跳的时候出现疼痛感。

胫骨结节骨骺炎不需要特意地用药物治疗，发病早期及时冰敷、休息即可，一般休息两三个月后情况会好转。但如果长时间的休息和冰敷都无效，且在胫骨结节部位出现一个"大鼓包"，甚至两条腿都有，这就代表胫骨结节已经基本定型了，很难再通过休息让它们变小了。不过这种鼓包的情况也基本不需要手术治疗，因为"鼓包"对人本身的运动能力没有大的影响，主要就是可能在运动时会出现疼痛，有的人甚至没什么疼痛症状，因此无需过于担心。

"网球腿"

"网球腿"属于肌肉、肌腱损伤性疾病，因早期常见于网球运动员而得名，主要是由小腿后方的肌肉（跖肌、腓肠肌和比目鱼肌，后二者常合称为小腿三头肌，因为这两块肌肉远端连成一体，近端有三个头，也就是三根肌腱）肌腱部分甚至全部撕裂引起，最早在 1883 年由 Powell 命名。单纯的跖肌腱撕裂或伴腓肠肌、比目鱼肌的撕裂，临床上均可称为"网球腿"。

"网球腿"易发生在那些平素不运动而突然运动，或者运动量大身体状态却不太好的中老年人中。其症状往往也非常典型：运动过程中突然出现小腿后侧剧烈的疼痛，好像该部位被石头或木棒刚刚击打过一样，临床上叫做"棒击感"，很多人甚至可以听到类似绳子拉断时的响声。

治疗"网球腿"一般不需用任何药物，而且严禁揉搓、按摩和热敷。通常只要冰敷 3 天左右，最好完全不踩地，一般 1 周左右可以消除疼痛；2 周左右走路逐渐恢复正常，3~4 周可以踮脚尖即提踵练习，6 周以后可以根据情况逐渐恢复运动功能，8~12 周左右逐渐康复。

一般只有在撕裂部位发生了巨大血肿无法吸收时，才可能进行手术干预。

● 提踵练习 -▷▷

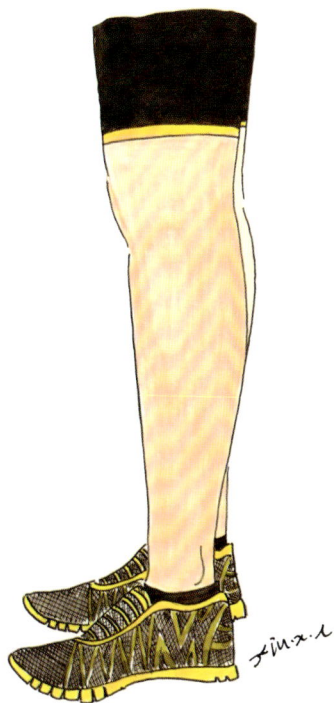

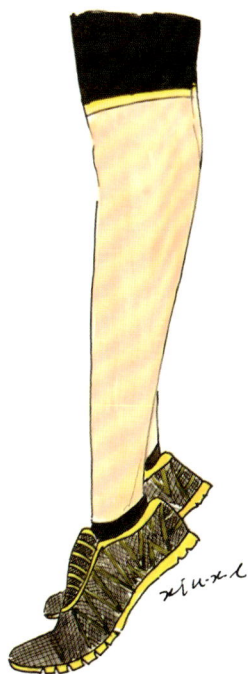

作用：能够锻炼小腿后方几块肌肉的肌肉力量和踝关节的本体感觉能力，我们可以把它简单的理解为踝关节的平衡能力。

两种锻炼方法

一是一直提踵，5 秒钟一次，中间休息 2~3 秒钟，一直到小腿后方感到疲惫时停止。中间可以休息，注意休息时间不要太长，1~2 分钟即可，然后重复，一般每次 3~4 组，建议上午一组下午一组，这样训练的效果最好。

另外一个是根据次数，如每 20 次为一组，中间休息 1~2 分钟，一天上午 3~4 组，下午 3~4 组，这样就可以起到很好的训练作用。

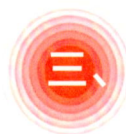

三、踝部损伤

　　跑者足踝部位的损伤大多是因为跑步过度、意外损伤或者先天性的原因，例如"平足"等引起的。如果先天性因素对从事跑步运动限制很大，建议尽量不选用跑步这种锻炼方式，转而选择使用足踝相对比较少运动，如游泳、骑自行车等。

　　如果特别热爱跑步，即使是有"平足"这样的先天性问题也要坚持跑下去，那就需要控制自己的运动量，合理的运动量是指跑步之后不会出现疼痛感。如果频繁地出现疼痛，说明跑步对身体一定有损伤，应该停止。

　　跑步过度简单来说就是跑得过多了，比如连续跑了几个马拉松的距离，明显超过了身体平时可以承受的运动量，这时身体就会出现疼痛感，应对方法是多休息，如果经过了两三个月休息，情况仍然没有好转，可能跑者的身体已经出现了比较大的问题，需要寻求运动医学科的专业医生诊断治疗。

踝关节扭伤 ▎

    踝关节扭伤是跑步时比较容易出现的踝部损伤，需要各位跑者详细了解一下。

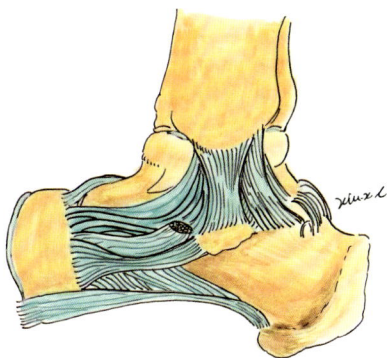

踝关节内侧

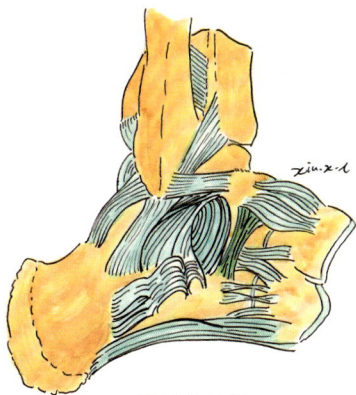

踝关节外侧

踝关节是一个很特殊的关节，它主要是前后活动，就是专业术语所说的跖屈和背伸和轻微的内、外翻活动。这是因为踝关节两侧的韧带比较结实，尤其是内侧韧带，所以踝关节向外翻的角度非常小，踝关节主体就前后方向上的活动。根据踝关节的解剖结构，我们可以看到踝关节是一种马鞍状结构，它天生就比较稳定，所以踝关节可以前后大范围活动，左右仅仅可以轻微活动，如果一个人的踝关节左右活动范围也很大，可能说明他的踝关节不稳定。

如果在跑步或者运动的时候，踝关节内外翻过多就容易造成关节异常，约70%的成年人有过踝关节扭伤的历史，这种扭伤一般都是内翻扭伤，就是脚向内翻，这种情况大多伴随踝关节外侧的韧带损伤。在踝关节内翻受伤的患者中有一部分人（至少10%~20%）出现了踝关节内侧的距骨骨挫伤，甚至是软骨的损伤。这个部位的软骨损伤比较常见，尤其是经历过反复内翻扭伤的人，会更容易出现软骨损伤的情况。如果踝关节内翻扭伤后造成了软骨损伤的病人，没有进行加强踝关节的肌肉力量训练的就去跑步，就会出现踝关节内侧的压力增高，在过量运动或者长跑的时候，容易引起软骨损伤加重的情况，这也是踝关节里面出现疼痛的常见的原因之一。

踝关节损伤的患者中只有一小部分人需要进行手术治疗，一般可以考虑使用关节镜进行微创清理，对于大多数人来说进行手术不是首选项，因为软骨损伤后只能进行清理，而有一部分人清理的效果不佳，所以建议能不做手术就不做手术。推荐通过踝关节的肌肉力量训练（具体的训练方式见 P46 踝泵练习）来增加踝关节的稳定性，受力平衡之后人体踝关节的内侧软骨的压力不会过大，可以起到一定的保护作用。

踝关节扭伤的保守治疗

1. 确认韧带撕裂后打石膏或支具，这么做的原因是韧带初步愈合需要 3 周左右。

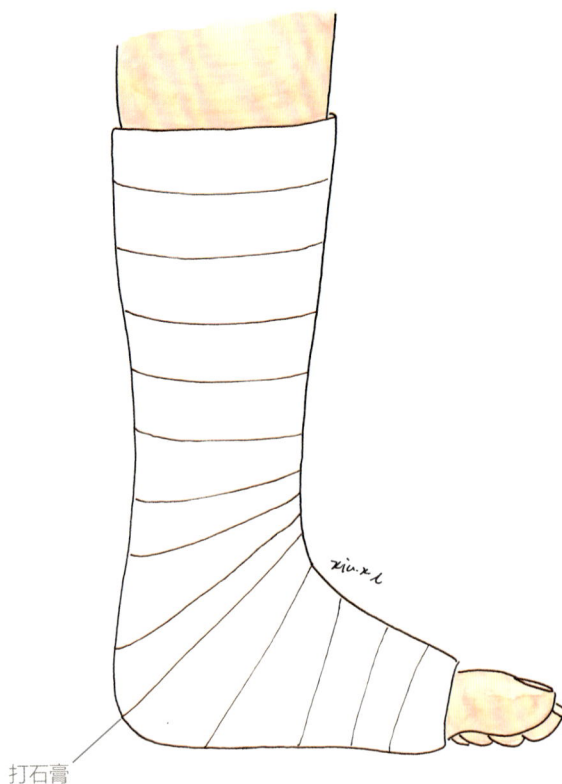

打石膏

2. 在韧带愈合之前需要有支具来支撑，不能让踝关节自由活动以免二次受伤或者愈合不佳。

3. 到了 3~4 周之后可以更换硬护踝，硬护踝与石膏、支具不同，戴上硬护踝后踝关节可以前后活动而不能左右活动，这样能够保护外侧韧带。

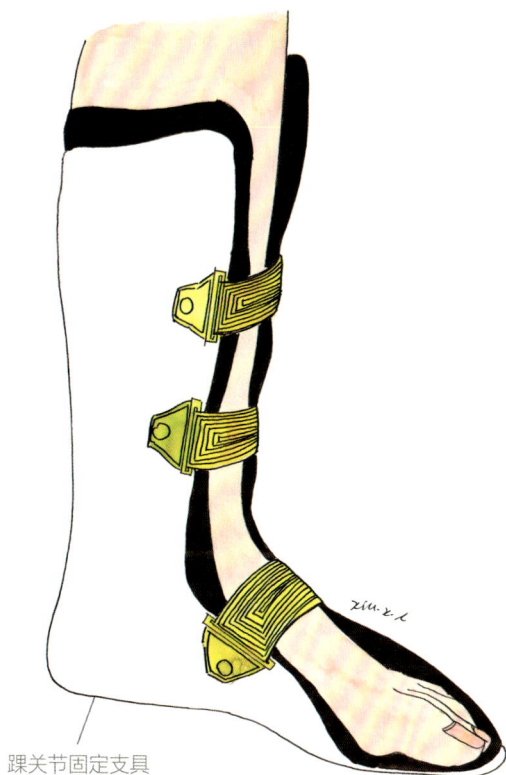

踝关节固定支具

4. 使用硬护踝再保护至少 3 周时间，这时韧带基本就能够愈合了。

5. 硬护踝在 3~4 周后换成软护踝（运动用的小护踝）再戴 1 个月。

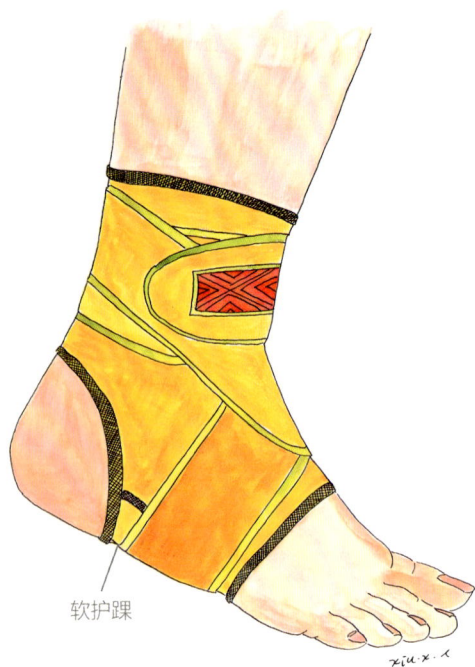

软护踝

在韧带愈合过程中进行轻度的负重有利于韧带的修复。关节扭伤治疗策略中也有"适度负重"的建议。也就是说：应结合受伤踝关节的情况，考虑踝关节不负重或部分负重。踝关节扭伤后数天进行关节活动度锻炼，并给予适当的负重，可以促使踝关节扭伤更快恢复。

针对踝关节扭伤常用的康复锻炼方法是提踵练习，可以锻炼踝关节周围的肌肉力量和平衡能力（参考P63）。开始时进行双脚提踵，逐步变成单脚的，再逐渐增加时间、次数，这样能在较短的时间内恢复肌肉力量和本体感觉功能。

经过1~2个月的康复后，可以逐渐尝试慢跑，而后逐渐过渡到快跑、大跳甚至打篮球等对抗性运动。

甩掉伤痛
乐享跑步

这类人的踝关节特别容易扭伤

生活中有一类人的踝关节特别容易扭伤，他们的共同点是——关节松弛。

各位读者可以试试把自己的右手大拇指搭到右侧前臂处，看看是否能够到？如果能够到，通常提示你的关节比较松弛。普通人群中有 10%~20% 的人可以完成这个动作。

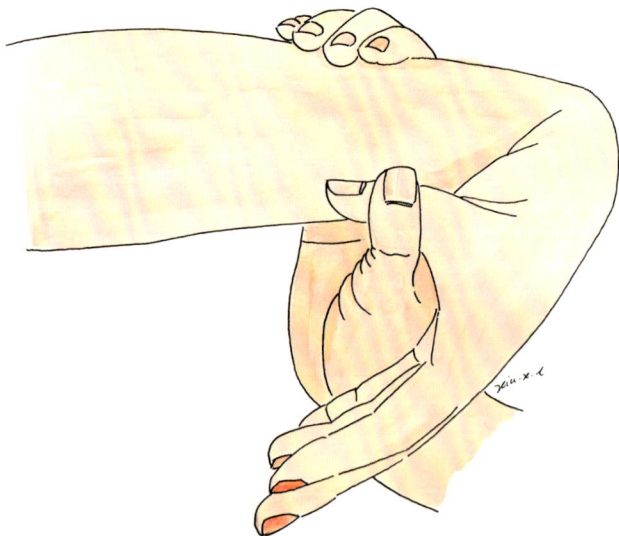

这种情况属于良性关节过度活动，又称全身性韧带松弛症，呈染色体显性遗传，发病率随年龄增加逐渐降低，女性多于男性。这只是人体的不同类型，不应算作疾病。但有些人出现症状，例如最常见的症状是关节疼痛，尤其是青少年时期出现，则可能就是疾病了。它有时候与关节过度活动导致关节表面软骨磨损和关节周围软组织损伤有关，体力活动或重复动作往往加重患病关节的疼痛。

这种松弛的表现就是关节活动度会比一般人大很多，有些先天关节松弛的人即使没有经过锻炼，在二三十岁、甚至五六十岁的时候还能劈叉。虽然这类人的关节活动度很好，但韧带质量相对比较差，即在做扭转或者剧烈运动时容易产生损伤，尤其是在篮球、足球、手球等运动中，关节松弛的运动员韧带断裂的概率会更高。

先天关节松弛的人由于容易出现踝关节韧带的损伤，所以应该在平时注意增强踝部肌肉力量，每天进行踝关节的提踵训练。

跗骨窦损伤 |

跗骨窦损伤特别常见，这种损伤大多数是由两种原因造成：

第一个原因是在跗骨窦的里面有一组韧带，叫做跟距骨间韧带，在踝关节扭伤时，有不到 5% 的概率会损伤到这组韧带。

这样的韧带损伤在临床上经常被忽略，很多人都误认为是简单踝关节扭伤，所以忽略了对跟距骨间韧带的治疗，这时病人就很容易出现跗骨窦损伤或者跗骨窦炎。

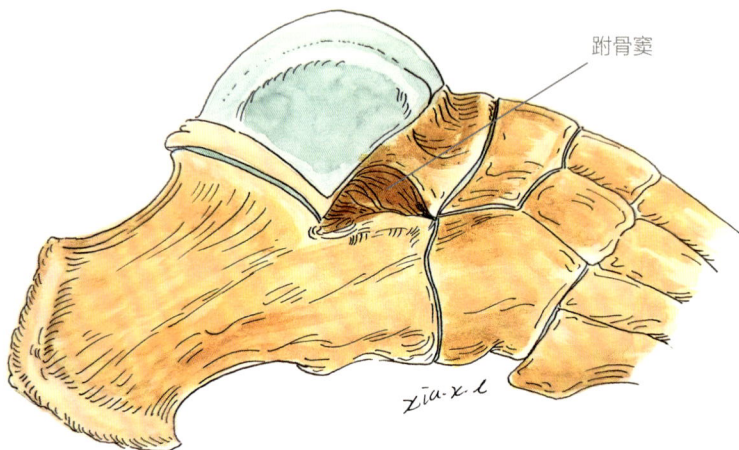

跗骨窦

第二个原因是踝关节扭伤导致距下关节（距骨下方的关节叫距下关节）组织损伤，例如软骨的炎症会影响到跗骨窦，因为这里紧邻跗骨窦，而且相通（不光距下关节，距上关节等结构和跗骨窦也是相通的），正常情况下不会影响到彼此，但出现炎症以后可能就会互相影响。有相当一部分人虽然没有距下关节的组织损伤或者韧带损伤的情况，同样也可以造成跗骨窦的疼痛和炎症。在对患者进行查体时患者会出现"压痛"，甚至这个部位还会出现肿胀。

可见跗骨窦损伤是踝关节里面的韧带损伤或距上、下关节损伤造成的，很难通过查体去判断，需要进行踝关节磁共振的检查，可以清楚地发现此处的病变组织，尤其是软骨和骨挫伤病变。明确病情后应尽快去正规医疗机构的运动医学专科接受治疗。

骨挫伤 |

临床上很多踝关节扭伤的人是从高处落地或者下楼梯不慎导致的，这类情况由于加上了重力加速度的作用，经常会引起踝关节距骨、跟骨的骨挫伤。同时因为骨头的表面覆盖了一层软骨，这层软骨和它覆盖着的骨头也容易同时受到挫伤。对于跑步的人群来说，越野跑、户外跑容易造成骨挫伤。

这种骨挫伤不是骨折，临床医生会把这种挫伤叫做"没有骨折的骨折"，因为它受到的伤害还没有到达骨头完全破裂的程度，而是处于即将骨折的临界状态。骨挫伤通常会引起疼痛，甚至会引起骨头内部的水肿，这种水肿在磁共振检查上有十分明显的高信号，在踝关节疼痛的患者里，大约 30%~50% 的人会出现骨骼内部水肿。

骨挫伤的情况在运动员中也非常多见，尤其是从事跑、跳运动的运动员，一旦遭遇了骨挫伤可能会长时间无法进行运动。因此也要提醒各位跑者，出现骨挫伤后需要经过良好的休息，基本痊愈后才能再次进行跑步。

骨挫伤后有什么情况发生

1. 通常都会有肿胀的情况发生，这是骨挫伤最明显的体征。

2. 骨挫伤的出现，通常都会伴有疼痛，这是骨挫伤普遍会出现的症状。

骨挫伤后怎么治疗

适度休息 2 个月，同时辅以冰敷就会好转，愈后要注意运动量和循序渐进的锻炼原则；建议练习肌肉力量，主要进行踝关节周围的肌肉力量训练。

普通人如何合理控制运动量，避免骨挫伤的出现

控制运动量，保护关节软骨是关键。软骨是避免骨头表面互相接触，互相摩擦，有助于长期保持人体关节功能的最主要的解剖结构，要想保养关节，重点是要保护软骨，这就需要合理控制运动量。

那么"合理的运动量"指的是什么？一般 2~3 天进行一次强度适中的有效运动即可。可以根据自身情况，来制定适合自己的锻炼时间计划，把握好量，使运动真正起到有利于健康的作用。

骨囊肿 |

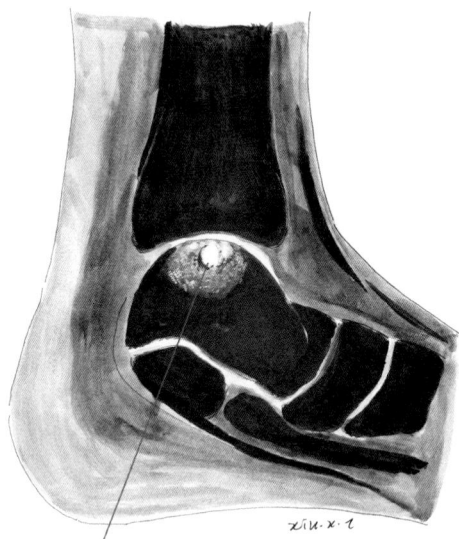

距骨囊肿

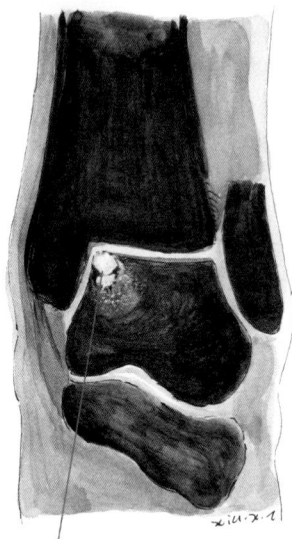

胫骨囊肿

上文提到骨挫伤可能会引起骨骼内部的水肿，但其中有一部分患者的水肿最终还是会不幸地变成骨囊肿。骨囊肿是随着骨挫伤导致的水肿越来越严重，患者软骨下面的骨头会出现囊变，本来这个部位应该是骨小梁所在，但病变之后此处的骨细胞发生坏死，最终变成一个空腔，这一情况在临床上被称为骨囊肿，这种从骨挫伤到骨囊肿的演变，病理上的原因尚未明确，但骨囊肿时显然是没有负重能力的，在患者负重时会引起疼痛。

骨囊肿可以出现在距骨、跟骨，甚至是胫骨的下端，包括腓骨有时候也会出现骨囊肿。踝关节扭伤时间长的患者经常出现踝关节内侧的疼痛，进行磁共振检查后大多会发现骨囊肿的存在，很多患有骨囊肿的人需要手术治疗。

骨囊肿还有一个特点：如果患者在出现骨囊肿后不再继续运动，它通常会在比较长的时间内维持原有的大小，但是如果一直运动，囊肿很可能会越发厉害，变得越来越大，甚至最后占据正常骨头的 1/5、甚至 1/3，导致医生在手术时不得不把囊肿打开，从患者身体里取另外一块健康骨头来把骨囊肿造成的骨头空腔填上，这种手术叫做骨软骨移植手术。

所以，踝关节出现疼痛后，经过长时间（如 3 个月）休息后仍然没有好转的情况下，一定要引起重视，应找运动医学科的专业医生就诊，做磁共振来检查距骨或者是周围的骨头是否有异常。

踝关节滑膜炎 |

从临床上来说，真正的滑膜本身发炎引起的踝关节疼痛比较少见，绝大多数都是因为踝关节软骨损伤、韧带损伤等原因引起的滑膜病变，也可能是骨关节退变引起来的疼痛。

当然，即使没有遭遇外部损伤，踝关节本身也可能会有如类风湿性关节炎、痛风性的滑膜炎，这些在临床上相对比较常见。如果跑者没有遭遇任何运动损伤，却出现了踝关节的肿胀和疼痛，就应该考虑疼痛是否是痛风引起的。尤其是体重超标的人，特别是男士，又有血尿酸高的情况时，一定要小心痛风性的踝关节滑膜炎。

四、足部损伤

前足（脚掌）疼痛

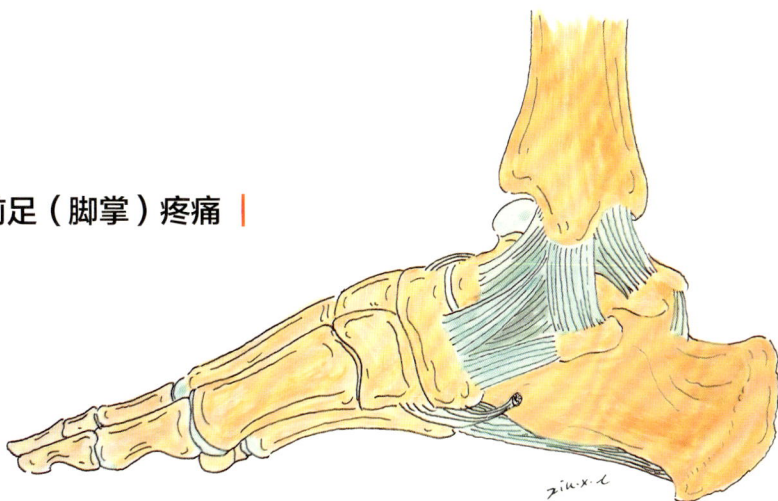

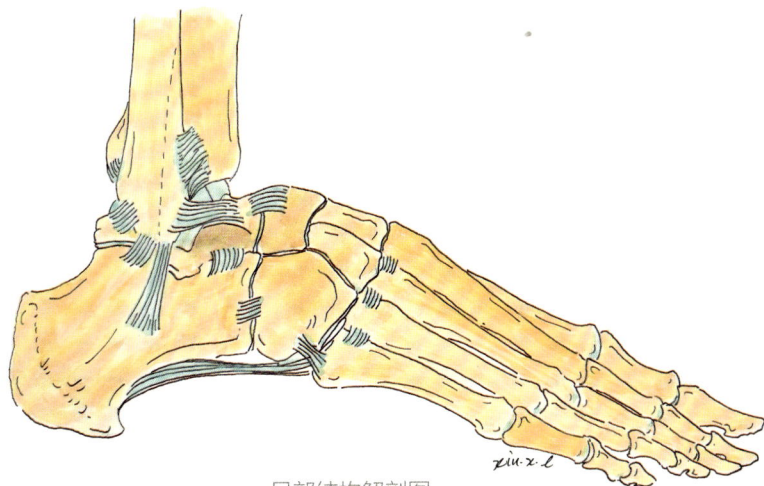

足部结构解剖图

原因一：踇外翻

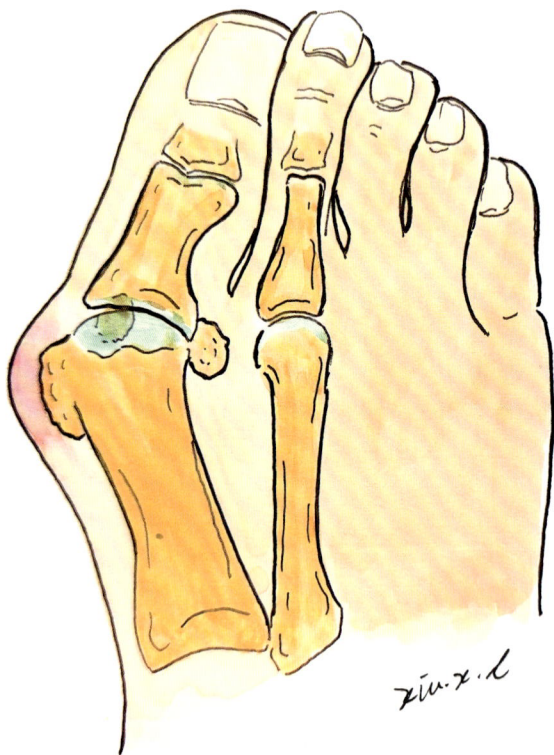

踇外翻

跑步是一项使用足部特别多的运动，跑步时的每一步都要靠脚落地支撑，而且这其中还涉及脚后跟着地、前脚掌着地和全脚掌着地等技术。对于大多数普通人来说，跑步时多为全脚掌着地，但跑步速度快时，前脚掌着地比较多见，容易造成跑者出现前脚掌疼痛。

　　前脚掌的结构比较复杂，因为这里的骨骼和关节较多，容易出现问题，例如有一种常见的疾病叫做"踇外翻"。正常人的大脚趾头，它的力线应该是直的，但受到生长发育和平时运动过程中发力、以及穿鞋、尤其是穿高跟鞋等原因的影响，造成踇趾力线向外翻，这就叫做"踇外翻"，这种情况成年人中非常多见，女性尤其多。

　　出现踇外翻后前脚掌会产生不适感，而在跑步时因为力线不对，第一跖趾关节受到挤压，容易造成跖趾关节的关节滑囊炎、关节软骨损伤等情况，造成前脚掌疼痛。另外，因为力线不正的原因，外翻的大脚趾头会挤压旁边的第二，甚至第三、第四脚趾，继而引起锤状趾，这些都会造成相关的关节的肿胀、疼痛，甚至在脚底出现胼胝，这些都是前脚掌疼痛的原因。

　　因此在跑步的时候如果出现了这些疼痛，首先要看自身有没有"踇外翻"或者相关的疾病。另外要考虑是不是前脚掌落地过多或者跑步姿势不正确造成的疼痛，还有一部分跑者是因为跑鞋不合适，或跑步量很大造成的疼痛。因此跑者的前脚掌出现疼痛后要综合判断，如果无法自行判断，建议找运动医学科的医生就诊。

原因二：腱鞘炎

人的脚趾头之所以能往下勾、往上翘，是因为有屈趾和伸趾的肌腱，在跑步时脚趾是需要有抓地力的，所以跑步的时候趾长屈肌腱会反复用力，用得多了以后可能引起肌腱的炎症，叫做腱鞘炎。趾长屈肌腱的腱鞘炎是最常见的一种足趾腱鞘炎，因为脚趾在负重着地的时候，承担的力量约为前脚掌力量的1/2，所以趾长屈肌腱相对比较容易出现腱鞘炎。

趾长屈肌腱腱鞘炎的主要表现就是脚趾的下方的肌腱处出现了疼痛。

原因三：软骨损伤和趾间神经瘤

前文提到因为脚掌前部有很多关节：掌趾关节、趾间关节等，这些部位都可能出现软骨的损伤。还有一些特殊的情况，发病部位不在关节而在关节外，比如临床上相对比较少见的趾间神经瘤，它一般位于第二脚趾和第三脚趾之间，或者第三脚趾和第四脚趾之间的脚底部的位置。临床症状是没有原因的刺痛感，并且会明显地影响到患者的运动能力，这样的情况需要寻求神经内科或者是运动医学科的医生诊断治疗。

原因四：足部结构异常

足部本身的结构异常也会引起前脚掌疼痛，比如先天性平足。人的脚底有两个足弓：一个纵弓，一个横弓，横弓指的就是前脚掌的足弓，主要由趾骨头构成，这些骨头的连接方式就像编篱笆一样，组成篱笆的木棍需要用绳子连接起来，趾骨头需要筋膜和韧带来连接在一起，正常情况下前足五个趾头也会形成弓形，如果因为先天的原因，或者是后天过度负重的原因造成了足弓塌陷，就会引起前足的疼痛，临床上通常把它叫做"前弓塌陷"。

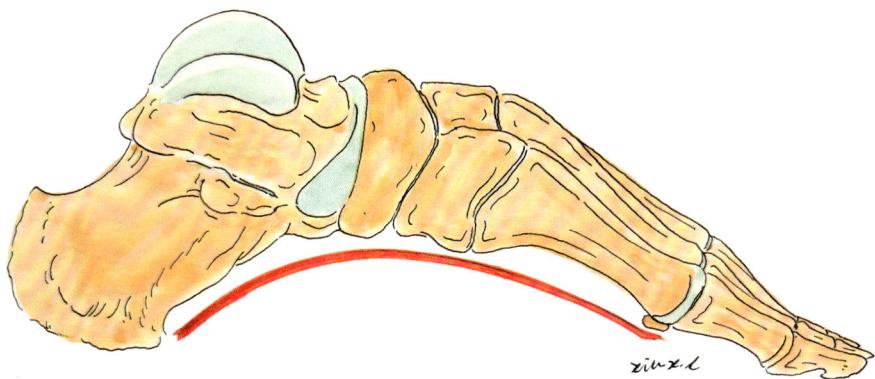

横足弓

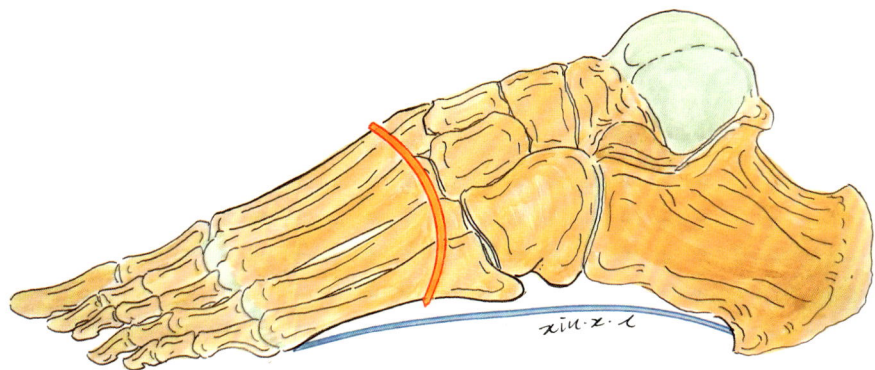

纵足弓

如果跑者发现或者怀疑自己是"平足"，应该去找运动医学或者足踝外科的医生进行矫正治疗。鉴别平足的方法也很简单：在脚底蘸点儿水，正常人的脚足弓内侧是着不了地的，因此脚印上会有大块空白，但平足的人整个脚底都能整个贴在地上，所以脚印会比正常足弓人的脚印大得多，足弓内侧可以接触到地面。

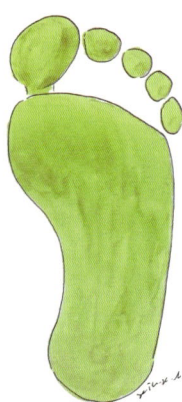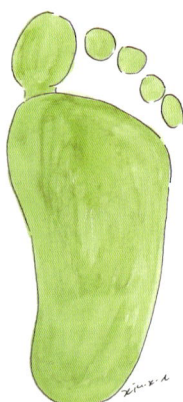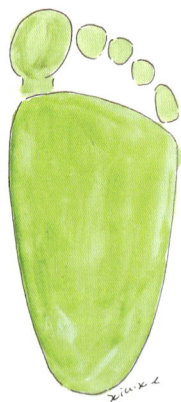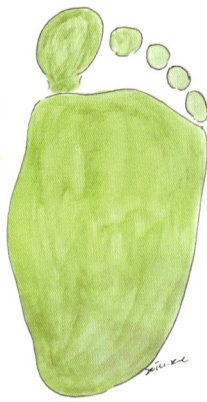

| 正常 | 轻度扁平足 | 中度扁平足 | 重度扁平足 |

平足跟前足弓塌陷相关度很高，事实上前足弓塌陷最常见的平足之症状一。平足的人不太适合进行像跑步这种会给足部增加压力的运动，尤其做跳跃的动作时会引起足部疼痛。

很多运动量比较大或者体重较大的人，纵足弓部位得不到支撑或纵足弓先天有缺陷（如"平足"），会使跖筋膜长期处于紧张状态，容易导致跖腱膜炎。患病之后会在站立或走路时，感觉跟骨下面有疼痛感，休息后开始走路时疼痛明显，走一段以后疼痛反而减轻。

原因五：胼胝

胼胝绝大多数是摩擦原因导致，在前脚掌的各个部都可能出现胼胝，俗称"老茧"，但是这种"茧"可能产生疼痛，这也是引起前足疼痛的原因之一。

另外，足底筋膜炎也是造成脚部疼痛的原因之一。

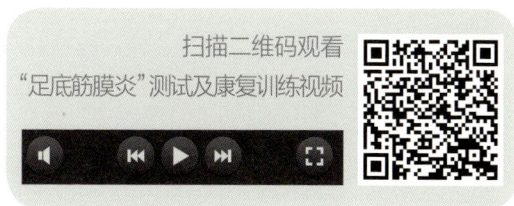

扫描二维码观看
"足底筋膜炎"测试及康复训练视频

足跟疼痛 |

原因一：跟腱炎

跟腱是人体最粗的肌腱，它与其他的肌腱相似，随着年龄的增长会发生形态学的生物力学的退化，也就是说，随着年龄的增加，跟腱的拉伸强度和承受负荷能力也在下降。

特别是四十岁以上的跑者，由于长期跑步，跟腱炎的发生率也相对较高。

跟腱损伤的恢复方法就是休息，休息足够长时间。这是避免跟腱炎复发的最好方法，如果跑者在跟腱尚未痊愈前持续运动，跟腱炎很有可能复发。当然，很多人（比如运动员）每天都躺在床上休息是不现实的，这类人可以在做理疗、冰敷的同时进行肌肉力量的训练，在医生的指导下，先做一定的康复训练，也许能够帮助更快地恢复并减少复发的概率。

跟腱疼痛恢复到什么程度才能跑步

经过合理的休息，当跟腱部位已经基本没有疼痛感时，就以开始活动了。但这里所说的活动并不代表是跑步，尤其不代表是剧烈或者长距离的跑步。应该循序渐进，先从简单的运动开始，如先在健身房进行一些力量训练，然后尝试进行简单的运动，如短距离的慢跑，先适应一段时间，判断身体是否恢复到受伤前的水平。在这个过程中，要注意体会跟腱部位的疼痛情况，如果运动后有一点疼，第二天休息后疼痛感消失，那就代表可以继续运动，若运动后持续疼痛，建议继续休息，同时还应进行冰敷。

原因二：跟痛症

足跟底部的疼痛，就是足部接触地面部位的疼痛一般统称为"跟痛症"。这种疾病属于自愈性疾病，最短几个月即可自行痊愈，最长需要三四年甚至更长时间恢复。出现跟痛症后的应对方法是穿软底或厚底鞋，至于采用理疗、冲击波等这些常规治疗方法，其实临床效果并不确定。

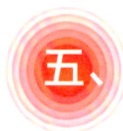

五、康复的意义和运动损伤的认知误区

康复的意义：不只在受伤后 |

康复其实有两个意思：一是有伤病，需要康复训练；一个是没有伤病，需要在运动后（包括跑步后）进行一些身体机能面的恢复，例如运动前的热身、运动后的拉伸等。

从伤病方面来看，防患于未然更为重要，在运动训练的过程当中，首先要去预防受伤，而一旦遭受运动损伤时，要在第一时间采取一些恢复手段，比如需要通过各种器械和仪器进行功能锻炼或者治疗，结合自身体能训练进行康复。

在跑步过程中，若跑者能注意好细节，比如运动前热身、拉伸，在高强度运动之前让身体进行预热，在跑步时采取正确的跑姿这样伤病发生的概率会大幅降低。对于普通人来说，如果不进行超负荷的训练，即不进行超出身体自身能力的训练，在运动中发生伤病的概率也会降低。

另外，很多跑步爱好者在刚受伤时，由于自我感觉情况不严重，会选择带伤跑步，这其实是一个巨大的误区。因为在受伤的初期相对比较好治疗，但如果带着伤去跑步、锻炼，最后很可能会演变为陈旧性伤病，甚至会导致可能无法彻底治愈的严重后果。

建议跑者在遭受运动损伤的时候要立刻减少运动量或者完全停止训练，然后耐心地进行康复，基本好转甚至痊愈后再重新去跑步。在受伤初期，伤病情况不严重时及时就医，不管是治疗还是康复，都比较容易。因此跑者在发生伤病的初期，一定要认真、客观地做判断，认真对待伤病，在第一时间接受治疗。

对于运动损伤，这些做法可能都不对 |

◆ 一疼就吃止痛药

很多人认为身体疼痛就要吃止痛药，实际上这是一个很大的误区，因为绝大多数的运动造成的疼痛完全不需要进行止痛治疗，吃止痛药可能会影响到患者的功能恢复。

首先，止痛药本身对一些损伤就有延缓恢复的副作用。临床研究中发现韧带的愈合会受到患者口服止痛药的影响，不利于损伤恢复。

其次，使用止痛药以后患者的疼痛很快就会消失，掩盖了损伤的存在，患者会继续做会导致损伤的动作。"疼痛"其实是身体发出的预警信号，使用止痛药会让人们忽视身体发出的警报，可能会导致损伤越来越重。

因此当疼痛不是特别影响正常生活时，最好不要采用吃止痛药的方法，而是应采用降低运动量或者休息的方法来恢复。

◆ 受伤后，选择热敷还是冰敷

关于应对疼痛问题的方法，很多人认为"热敷比冰敷好"，这种认知是错误的。事实上，刚刚受伤的时候，不论是骨折还是韧带撕裂，都会造成血管出血，如果热敷，会让血液流速更快，导致肿胀更加严重。而冰敷可以减少以及减缓组织液的释放，减轻组织对疼痛的敏感性，减轻微循环及周围组织的渗出和肿胀，减少血管内皮细胞的作用和血栓的形成，减少氧自由基的释放等。

因此，在运动造成的受伤后，冰敷是比热敷更好、更正确的选择。

◆ 不要和运动员比后勤

如果在受伤后有比赛或者是或比较重要的体育活动要参加，可以采用一些恢复得比较快的手段，比如理疗，让专业有经验的按摩医生进行按摩治疗，但是这样的专业理疗一般是职业运动员才会采用的。普通人很难有这样的条件和机会，所以千万不要去跟运动员比后勤，应该量力而行，根据自身的情况去决定自己的运动量和运动方式。

◆ 针灸、小针刀靠谱吗

"针灸"是一种相对安全的治疗慢性疼痛和劳损的方式，但需要行医者有高超的技术，且适合运动强度较大的专业运动员。普通跑步爱好者的跑步强度不大，不推荐经常进行针灸治疗。

"小针刀"经常被用来治疗一些明确的疼痛或者是急性的疼痛。其实对于急性疼痛来说，尤其是没有经过专业医师诊断过的，建议最好不要盲目使用"小针刀"这种方法，因为绝大多数的急性疼痛、急性损伤用"休息加冰敷"的方法就可以解决，充分休息过后大部人的损伤是可以完全自愈的。如果在这时候采用"小针刀"去干预损伤组织愈合的话，它经常会造成组织损伤，反而不利于损伤恢复。

笔者在研究过程中发现，大量的疼痛反复发作的"网球肘"患者接受了"小针刀"和"封闭"治疗后无法痊愈，最终不得不接受手术。对于第一次患"网球肘"的病人，只要进行合理的休息和前臂肌肉力量的训练，就可以完全恢复。

◆ 物理治疗有效吗

关于物理治疗，比如超短波、超声波等治疗法，因为对于人体没有什么特别明显的损害，合理的使用可以起到消炎的作用，但它们治疗的效果并不是特别明显。

◆ 运动损伤都需要做手术吗

绝大多数（大约 80%~90%）的运动损伤，尤其是踝关节、小腿部位的损伤是不需要手术的，只有少数遭遇到急性的严重损伤，特别是肌腱或者是韧带损完全断裂的人，才需要做手术。

在这里举几个比较典型的例子。

1. 急性的跟腱断裂

对于长期从事跑、跳运动以及足球、篮球这些高强度运动的人来说，发生急性的跟腱断裂后，需尽早地进行手术治疗，通常在急性跟腱断裂 3~5 天通过手术来修复跟腱的效果是比较好的。

现在医生做的跟腱开放性的手术的创伤也非常小，伤口瘢痕很细，也可以采用最新的美容缝合方法，减少瘢痕产生。

跟腱开放性手术伤口

关于跟腱断裂手术及康复的更多
知识,可以扫描二维码观看视频

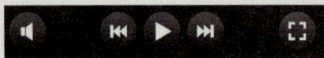

2. 韧带断裂

例如我国女子排球队某位主攻手，就是在急性踝关节扭伤时，出现两根踝关节的韧带（距腓前韧带和跟腓韧带）同时断裂的情况，通过手术治疗后，大概两个多月之后，她就登上了奥运赛场。

另外一个案例就是我国一位男子单打羽毛球世界冠军，他在踝关节扭伤以后，经过检查确认了是踝关节距腓前韧带和跟腓韧带出现完全性撕裂。经过讨论后，最后决定给他做一期的手术修复，在手术以后，他很快就恢复到了可以参加训练的状态。

除了专业运动员以外，对普通人来说，如果年纪轻（一般小于 45 岁），平素运动量大，运动要求高，也应该选择手术治疗；但如果运动量和运动要求很低，可以在专业运动医学医生判断后，用合理的方法进行受保守治疗。

第三部分
跑步：留意意外损伤

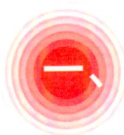

一、崴脚：踝关节扭伤

踝关节是人体运动时最常用的关节之一，也是最主要的负重关节之一。全球约有 1/4 的人群，正在遭受足踝部疾病带来的不同程度的痛苦。其中踝关节的运动损伤的情况也非常常见，踝关节的韧带损伤在所有关节韧带损伤中占第一位。而且它可以发生在任何种类、任何形式的踝关节运动中。

崴脚的原因

跑步时地面不平整、跑步鞋不合脚，或者是跑步时间太长造成身体疲劳失去控制等原因都可能会造成踝关节扭伤，也就是人们常说的"崴脚"，其中大部分是前面讲过的韧带损伤。踝关节扭伤之后如果不及时处理，很可能演变成"习惯性崴脚"，这种情况不仅让爱美的女性告别了高跟鞋，也让爱运动的男性告别了运动场，更让老年人承担着摔倒骨折的极大风险。崴脚还可能会使脚踝外侧韧带发生断裂或拉伤，如果是习惯性崴脚，那么踝关节外侧的软组织不能及时恢复其原有强度，会导致踝关节松弛、不稳定。

崴脚之后怎么办

当踝关节扭伤造成外侧的韧带等结构损伤后，损伤部位往往会出现明显的疼痛、肿胀等情况。一般初诊会对患者进行 X 射线检查，但因为 X 线片只能显示骨头是否有骨折，而无法显示像关节囊、韧带等软组织结构，所以即使 X 线片正常，当损伤严重、肿胀明显、脚着地时疼痛严重，都提示可能有软组织损伤，还需进行磁共振来检查确诊。

如果到医院被检查出韧带断裂，尤其是两根韧带的联合断裂，或者合并外踝撕脱骨折，这时首选采用急诊手术修复韧带的治疗方案，否则容易遗留踝关节疼痛、稳定功能变弱、容易反复扭伤等问题。若损伤较轻，往往也需要石膏或者限制踝关节活动的支具固定最少 2~3 周的时间，让受伤的部位自行修复。

如果受伤当时无法马上到达医院，一般推荐患者采用冰袋冰敷疼痛和肿胀部位，以减少受伤后的出血，这样可以使康复时间缩短。这个应急原则被称为：RICE原则，中文称为"大米原则"。

R：是英文 rest 的首字母，是指受伤后应立即停止运动，制动休息，防止重复损伤和加重损伤。

I：是英文 ice 的首字母，是要马上冰敷。冰敷在运动损伤的初期非常关键。

C：是英文 compression 的首字母，指加压包扎。冰敷过后患处要及时加压包扎，控制伤部运动，避免重复受伤动作，减少出血和渗出。在国内，医生有时还会嘱咐患者外敷止血止痛的中药来控制肿胀。

E：是英文 elevation 的首字母，意思是抬高患部，目的是减少出血和组织液渗出。

那么，踝关节扭伤有了"大米原则"就够了吗？很显然，它只是踝关节扭伤紧急处理（24~48 小时）的原则，那么后续如何处理呢？

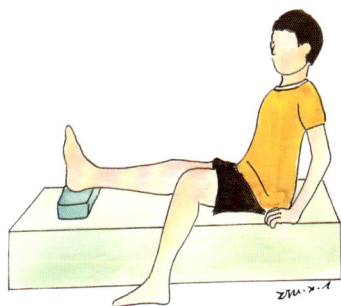

① 停止运动

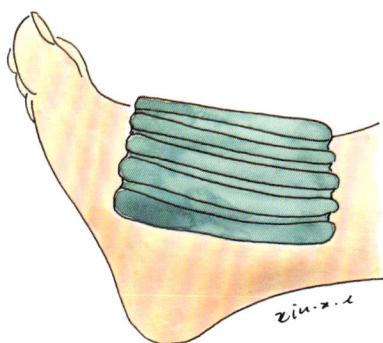

② 冰敷

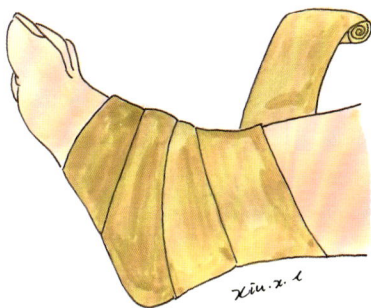

③ 包扎

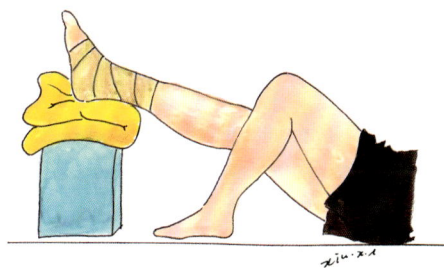

④ 抬高患部

崴脚后的治疗

◆ 保守治疗

踝关节扭伤以后有两种治疗方式，损伤不严重，对运动能力要求不高，可以选择保守治疗。经过保守治疗后，70%~80% 的患者都会自然好转，虽然韧带结构严重损伤后不可能完好如初，但功能上可以跟以前几乎一致。

如果症状仍然存在，例如反复扭脚，或者某些地方严重疼痛影响生活和运动，需要考虑再次找有经验的医生就诊，其中少部分人需要手术治疗。

◆ 手术治疗

足踝外侧副韧带修复术——术后两个月患者有可能就能跑步。

很多足踝外侧副韧带修复术后的两三个月，患者就可以跑步，三个月就可以进行打篮球等剧烈运动了。虽然这也是韧带修复手术，但是它跟膝关节前交叉韧带手术的康复过程存在着巨大的差异。前交叉韧带手术一般都需要三个月以后才能慢跑，大约十到十二个月才能进行剧烈地对抗性的活动。

外踝韧带修复术后康复之所以这么快，主要是因为踝关节是一种马鞍状结构，它天生就存在自我稳定的倾向，韧带修复以后，外踝韧带承受的张力，远没有前交叉韧带在膝关节承受的张力那样大。根据临床经验，不太严重的踝部外侧副韧带损伤的修复手术两三个月后，基本能逐渐恢复到正常的生活。

崴脚后的康复训练

◆ 保守治疗的康复

崴脚之后，如果症状很轻，只是稍微有点儿肿，用弹力绷带和护踝固定即可。如果肿胀比较严重，而且皮肤表面有瘀斑，就要用支具或是石膏来固定。

一般来说，需要三周的时间来固定恢复，受伤三周后可以解除固定，进行一些康复训练。

● 弹力带训练 ▢▷

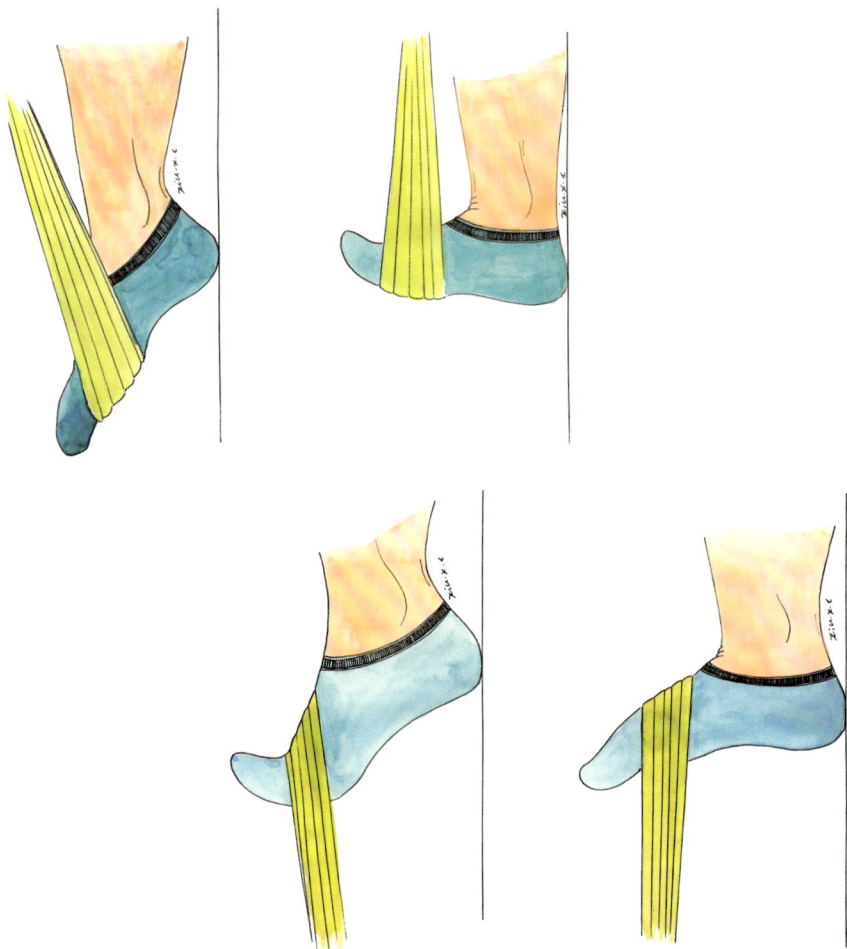

锻炼方法：坐位，将伤腿置于身前，注意训练过程中保持腿部伸直状态。开始时选择小弹力的弹力带，每组 10 个，背伸和跖屈每日各 3~5 组。动作要缓慢一些。

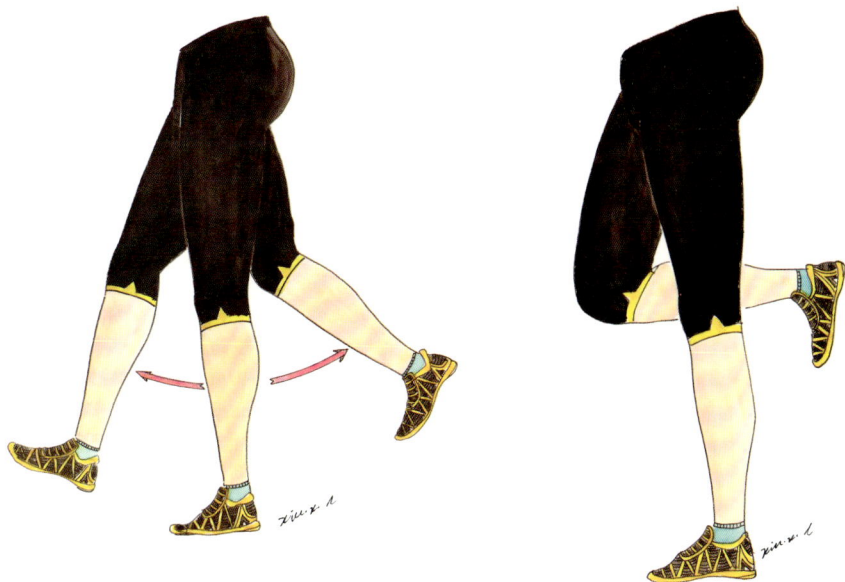

　　在平稳平整的地面上进行本体感觉康复训练，由易到难逐步过渡，循序渐进以保证安全。

　　首先，单脚站立，并尽可能长时间的维持。

　　当熟练掌握后，开始按照图中方式转为动态单脚站立。

　　如果想增加锻炼的强度和难度，可以在有人保护的前提下，选择闭眼站立。

　　注意：锻炼的时机、强度尽量由专业医生帮助你来确定。

◆ 手术治疗的康复

手术后的康复训练也是至关重要（这里给出的训练计划仅供参考，患者应结合自身的情况，根据自己主治医师的建议进行康复锻炼）：

术后第 1 天

活动脚趾头：用力、缓慢、尽可能大范围地活动足趾，但不能引起踝关节活动。每组五分钟，每小时一组。

术后 2 天到第 3 周

继续以上练习，这时可以扶着拐杖上厕所等必要的日常生活。一定要注意，不能用力踩地。只有手术效果稳定且医生允许后，才能在术后 1 周开始逐渐踩地走路，不过仍需要戴着石膏或者护具走路。

直抬腿练习：每组 30 次，组间休息 30 秒，连续练习 4~6 组，每日 2~3 次。练习时有可能因石膏托过重无法完成。

术后第 4~6 周

一般这个时候就已经可以不再用拐杖，可以逐渐完全过渡到正常走路姿势。护具也已更换成简单的硬护踝。

此时需要的康复动作是踝关节主动屈伸练习：缓慢、用力、最大限度地绷脚尖和勾脚尖（必须在无痛或微痛范围内。因早期组织愈合尚不够坚固，过度的牵拉可能造成不良后果）每次 10~15 分钟，每日 2 次。

如何预防崴脚

预防崴脚的锻炼主要分三点：灵活性、力量，以及稳定性。

• 灵活性练习

将腿放平，以足跟为支点，足尖向各个方向做最大限度地旋转运动。

• 肌肉力量锻炼和稳定性锻炼

这两种功能可以通过提踵练习同时得到训练。

提踵练习：锻炼小腿三头肌，小腿三头肌是步行及跳跃获得向前或向上动力的最主要肌肉。可由坐位提踵开始锻炼，进阶到立位提踵。

锻炼方法：坐位或者站位，脚尖着地，尽量向上抬起脚跟。抬到最高点时坚持10秒，慢慢放平，休息2~3秒。重复以上动作，10 次一组，每次做 3 组。

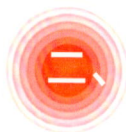

二、抽筋

抽筋又叫肌肉痉挛或痛性痉挛，跑步者会感到突然疼痛，并且出现不协调的肌肉运动。

跑步时抽筋的原因

跑步时最常见是小腿抽筋，原因是跑步会大量出汗，而出汗会导致身体内钠离子流失，在正常的生理活动中，钾离子收缩肌肉，钠离子放松肌肉。当钠离子流失时，肌肉总是处于收缩状态，可能会造成痉挛。

此外，大量运动后突然休息也可能会导致痉挛，肌肉在收缩和放松时不断挤压血管，把代谢物从身体里带走。休息时，血液流动缓慢，新陈代谢产生的乳酸不能被血液带走分解，容易在肌肉中积聚。一旦积累过多，会刺激肌肉收缩，造成腿部抽筋。

通常来说，跑步时抽筋的原因有以下几个。

1. 缺乏热身运动，肌肉从休息状态突然转换到运动状态，不能立即适应。

2. 运动过量，经过长时间的运动，肌肉疲劳得不到放松而"抗议"。

3. 外界温度突然变化，肌肉难以适应。

4. 剧烈运动后大量出汗，水分和电解质丢失严重。

5. 运动强度太大及运动姿势不合理，造成肌肉疲劳，乳酸堆积。

健康 小贴士

抽筋不一定是缺钙

很多人看了上面的原因可能会疑惑，抽筋难道不是缺钙吗？其实抽筋跟缺钙只有一定的关系，因为钙是影响到肌肉收缩的一个重要的元素，低钙的情况下，人体肌肉会不自主的收缩，但抽筋和缺钙不能简单地画等号。

抽筋了该怎么处理

抽筋就是肌肉挛缩，即肌肉过度地紧张和收缩，所以只需让肌肉放松就可以缓解抽筋。具体方法是把主动将脚趾往上勾，或者让其他人把你的脚背往上推，保持脚往上勾的状态，过几秒钟或者不到一分钟的时间，肌肉就会慢慢被拉长、放松，抽筋的情况就会缓解。

但需要注意的是抽筋刚缓解就立刻跑步或者跳跃都可能造成再次抽筋，所以抽筋以后，一般建议不再继续运动，否则会引起更严重的损伤。

• 处理抽筋三步走

第一步：一旦发生肌肉抽筋，首先该立刻停止你所做的任何活动或运动。

第二步：腿伸直，用手将大脚趾往后掰，牵拉小腿肌肉，直到痉挛和疼痛消失。

第三步：柔和地按摩痉挛过的肌肉。

如何预防抽筋

1. 饮食平衡。补充各种必需的营养成分，如牛奶、豆浆含丰富钙质，豆类、粗粮、鸡蛋等含丰富 B 族维生素，蔬菜、水果可补充维生素和各种微量元素。

2. 良好的休息。充足的睡眠、运动后洗热水澡，可很好地放松全身肌肉。

3. 一定量的体能锻炼。坚持循序渐进的原则，逐渐增加运动量，切不可"一曝十寒"，否则极容易出现抽筋。此外，应穿柔软合脚的鞋子进行运动。

4. 运动前一定要做好准备活动。将四肢和躯干的肌肉伸展开，可明显减少抽筋的发生。包括腓肠肌伸展牵拉训练，踝关节活动，半蹲双手扶膝活动膝关节，前后踢腿十次左右活动髋关节，左右交替压腿活动等。

5. 高强度运动前要补足水分。如果运动量大，出汗多，则需要在运动前补充液体，避免脱水。单纯补充水分，会稀释血液中钠离子的浓度，可能诱发抽筋，所以在运动中也应适当补充一些功能性营养饮料。

6. 如果抽筋反复出现、持续时间长，甚至有加重的趋势，则应尽快到医院进行诊治，以排除其他病理情况。

注意：谨防"类抽筋"

临床上还有一种疾病的症状和小腿抽筋类似，那就是"网球腿"，跑步时很少出现这种情况，在这里简单介绍，希望可以帮助各位读者更好的区分运动损伤情况。

"网球腿"好发于运动量多但身体状态较差的中年人中。症状非常典型：运动过程中突然出现小腿后侧剧烈的疼痛，类似该部位被石头或木棒刚刚击打过。出现"网球腿"后一定不能牵拉小腿肌肉，不然会加重病情。

区分网球腿和抽筋的方法也很简单，能通过短时间休息和牵拉小腿肌肉后疼痛就消失的是抽筋。网球腿通常会疼痛很多天。

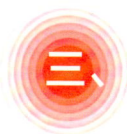

三、肌肉损伤

很多跑者在跑步后会感到肌肉疼痛，觉得休息一下就好了，但肌肉疼痛可能预示着肌肉出现了损伤，需要特别注意，下面分别介绍一下跑步可能会造成的肌肉损伤症状。

肌肉酸痛

跑步后立即感觉到肌肉酸痛，且症状很快缓解，这就是所谓的"急性肌肉疼痛"。若在跑步后第二天醒来时发生酸痛，且症状需要几天时间才逐渐消失，这种疼痛被称为"延迟性肌肉疼痛"。

上述两种疼痛的原因不同。

延迟性肌肉酸痛和乳酸有关，当进行剧烈或者长距离跑步时，肌肉糖原分解加速，耗氧量增加，肌肉暂时处于相对低氧状态。此时，肌糖原可以通过丙酮酸转化为乳酸，并储存在肌肉中。肌肉中积累的乳酸代谢物会引起肌肉疼痛，通常第二天才能明显感觉到。通常会在跑步后 1~3 天时达到高峰，而后自行缓解，疼痛感也逐渐消失。

急性肌肉疼痛和肌肉纤维损伤有关。当超负荷跑步后，肌肉纤维受损，严重者可以导致撕裂，从而产生疼痛感，而后随着受损的肌肉纤维自我修复，3~5 天或者更长的时间内，疼痛感也逐渐消失。

肌肉拉伤

因为运动引起的突然性的局部肌肉牵拉性损伤，严重的可以伴有撕裂。一般表现为肌肉损伤处的疼痛甚至肿胀，有时候以比较长时间的"抽筋"为主要表现。我们全身各处的肌肉都可以产生拉伤，但一般活动强度比较大、活动幅度比较大的部位更容易损伤。例如腰背部肌肉、大腿后方的腘绳肌、小腿三头肌等。

- **肌肉拉伤发生的主要原因**

1. 跑步前的准备活动不充分，肌肉的生理功能尚未达到剧烈活动参加剧烈活动所需的状态。

2. 体质弱，训练水平低，肌肉弹性差，拉伸和力量、疲劳或负荷过大。

3. 跑步姿势不正确，动作不协调，用力过猛，超出肌肉活动范围。

4. 环境温度、湿度过大，跑步场地过硬等。

面对肌肉拉伤，需要做到以下几点

1. 首先要确定损伤的范围和程度，排除韧带断裂、肌肉撕裂和骨折所致的骨撕脱伤的可能，才能进行接下来的措施。

2. 可以用冰袋敷在患处。每次用冰袋敷 20 分钟，可以间歇性反复冰敷。

3. 休息并寻求医生的帮助。

健康 小贴士

韧带拉伤和肌肉拉伤不同

跑步时出现韧带拉伤的概率比肌肉拉伤小。区分这两种损伤简单的方法就是看疼痛的部位：肌肉拉伤后肉多的地方会出现疼痛，韧带拉伤后是深藏在关节里面或者是关节表面的地方出现疼痛感。

因为韧带本身不像肌肉有一定的弹性，一旦拉伤不会恢复自己的长度。所以韧带损伤不少人需要手术治疗，而肌肉拉伤一般不需要。

肌肉撕裂

大多数肌肉撕裂是由于运动损伤或者碰撞伤造成的，肌肉又是软组织，软组织创伤通常需要的愈合时间为 3~4 周，但肌肉力量不会在此时就恢复正常，肌肉力量恢复正常大约需要 6~8 周。

肌肉撕裂与上面提到的肌肉拉伤的区别主要在于肌肉受损伤的程度不同。

拉伤之后肌肉的连续性仍然存在，而撕裂则会导致肌肉的连续性中断。因此拉伤和撕裂的症状不同：拉伤主要是局部的疼痛，并且活动受限较少，而撕裂后会出现剧烈疼痛。并且局部会出现明显的肿胀，活动基本受限。

轻微的肌肉撕裂后，肌肉力量恢复正常大约需要六周。但若软组织挫伤严重，皮肤血液循环不佳，肌肉挫伤严重，恢复时间会相应延长。

严重的肌肉断裂是需要进行缝合手术的，虽然很多人认为效果不好，但对于很多人来说，有时候别无选择，尽量修复可能恢复到相对最好的状态。一般手术后第二天即可出院，但需要 2~3 个月才可以逐渐恢复功能，切不可心急。待完全恢复后，要逐步进行功能锻炼，进行康复锻炼时要把握好程度，循序渐进地进行功能锻炼，不要过于疲劳引起进一步损伤。饮食上也要注意多吃新鲜蔬果、营养食品，少吃辛辣、刺激性食品。

预防肌肉损伤

1. 科学的选择运动方式。根据不同体质、不同健康状况科学地安排锻炼负荷，不要一味逞强。

2. 做好准备活动。注意对即将练习的局部肌肉动得更充分，锻炼时，尽量避免长时间集中练习身体某一部位，以免局部肌肉负担过重。

3. 运动后放松。放松非常重要，尤其是配合相应肌肉部位的伸展，可促进循环，可有助于减缓甚至避免肌肉酸痛的发生。

最后提醒大家：跑步后出现疼痛，且休息后仍不能缓解，需要尽快到运动医学科看医生。

四、骨折

上肢骨折

很多人会把跑步伤害和下肢骨折联系在一起，但实际上跑步时更容易出现的伤害是上肢骨折。

人体在跑步的时候有一定向前的冲力，所以速度较快情况下，如果跑者注意力不集中，比如踩到了不平的地面，或者是脚下绊了东西，都有可能向前摔倒，这时候跑者往往会下意识地用手做支撑，这时就可能会造成腕关节的骨折。尤其是中老年人，很容易造成"Colles骨折"（一种发生在前臂桡骨远端的骨折），这种骨折在走路摔倒时都有可能会出现，更何况是在跑步时速度那么快的情况下。

- **骨折后多久能运动**

骨折一般都至少需要三周才能长骨痂，6~8 周才能长得相对比较结实，至于什么时候能完全长好，需要具体情况具体分析。建议去医院进行复查，单纯靠经验判断粉碎性骨折的愈合时间容易误导患者造成骨折没有愈合的时候就负重，这样就会造成将来的骨折不愈合，或者延迟愈合。

- **骨折愈合时间**

1. 血肿形成期：骨折发生至损伤后 24 小时。

2. 血肿机化期：骨折后 24~48 小时。

3. 骨痂形成期：骨折后 1~3 周。

4. 骨痂重建期：骨折后 2 周。

但在临床等待康复的过程中，影响到骨折愈合的因素还是有很多。例如年龄、身体素质、当时骨折部位损伤的严重程度、骨折部位的差异以及后期的积极治疗和保护程度等，将直接影响到骨折愈合的程度。所以最重要的是根据复查的片子判断骨骼是否愈合。

因此，建议定期去医院复查，在骨折完全恢复之前不建议去跑步。

跑步时如何避免摔倒，远离骨折

首先不能过于疲劳。疲劳会造成跑者对身体的控制能力下降，如何判断身体是否达到疲劳点呢？不知道大家在运动中是否出现过这样类似的感觉：口干、心跳加速、感觉头晕等，这些都是身体疲劳的表现。

其次要选择合适的跑步场地。学校的操场或运动场，通常是用人造橡胶铺筑而成的塑胶跑道，其硬度介于公路和草地之间，并且平整、防滑，无疑是最理想的选择。

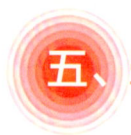

五、晕厥、猝死

　　跑步时由于心脏和脑部临时供血不足或者异常而导致晕厥，严重的有可能就会出现猝死。两者的病因较为类似，主要源于心脑血管的意外。猝死的情况相对比较少见，但是在马拉松比赛中偶有发生。

造成猝死的原因

　　导致猝死的原因主要有两种：一是跑步者本身患有某种疾病，如脑血管畸形、心脏的异常，如肥厚型心肌病等。这些病往往隐藏得很深，甚至由于现在医疗手段的局限性，其中大多数人没有检查出来。当他们运动量比较大尤其是跑马拉松的时候，就很可能会诱发脑出血或者是心脏病导致猝死。

　　当然，还有一种情况是过量运动，当一个人的运动量超过了机体能够接受的范围，就可能会导致心脏或者脑血管血供不足，诱发冠心病或者是脑梗死等。

如何预防猝死

- **热身**

运动前的准备要非常充分，最基本的热身要求是身体要微微出汗，心率每分钟要比平时提升二三十次甚至更高，韧带的拉伸和关节的活动也必不可少。日常跑步时，可以这样做一些简单的热身。

拉伸。能增加肌肉和肌腱的弹性，灵活度，也能让关节活动更灵敏。

让身体升温。做一些高抬腿、原地踏步跑等动作让身体微微出汗。

调整好精神状态。集中注意力，让自己兴奋起来。

- **选择合适的跑步时间**

如果时间允许，尽量在下午 4~6 点进行跑步。

若选择晨跑锻炼，请选择在日出后开始跑步，记得运动前补充一点糖分，比如一杯蜂蜜水。

选择夜跑者，尽量在夜晚九点前结束锻炼，留足洗澡、休息的时间，避免睡前太过兴奋，导致睡眠质量不高。

尤其是冬天跑步时更要注意，当你在寒冷的冬天走到户外进行锻炼时，身体系统（比如某些肌肉、心血管系统或者其他系统）感受到压力，打破原有的平衡，容易出现问题。

• 注意运动强度

运动时一定要注意运动强度，通常建议每周要从事75分钟以上的中等强度运动，即需要让身体达到比较明显的疲劳，例如中量的出汗，心率提高超过安静时心率 30~40 次甚至 50~60 次等。但事无绝对，例如患有心脑血管疾病的患者就不能绝对按照这个参考时间来运动，需要根据自身情况酌情减少。

对于身体健康的普通人来说，如果是从事慢跑、游泳等运动项目，每天运动半个小时左右即可；但如果从事中等强度以上、运动量较大的运动项目，一周两三次比较合适。

运动分很多种，但无论是参与哪种运动，都必须要遵守一个大的原则——适当运动强度，不要让身体过度疲劳，不能让身体在运动中出现明显的疼痛甚至是关节的肿胀。

很多运动对参与者的要求很高，即使是一身肌肉的健身爱好者们，在参加竞技运动时也会有受伤的风险。所谓"善游者溺"，运动医学科的门诊，来得最多的恰恰是身体强壮的健身爱好者。

举个例子，很多人说自己在健身房卧推多少千克，身体素质能比得上专业运动员了。但单纯的力气大并不代表运动能力强，即使这些"大力士"去举重受伤的风险也高于专业运动员，因为举重这项竞技运动的技术含量其实很高，而且称得上是高危运动，其中的发力方式、动作技巧、做动作时身体形态的保持等，这些都需要日积月累的训练，很多人动作不到位，举着举着就出现了问题。一个力气大的健身爱好者如果盲目地去举重，很容易发生运动损伤。

所以提醒跑者在跑步时一定要循序渐进，千万不能一次性就运动过量。可以经过比较长时间的训练，让身体慢慢去提高能承受的量，达到能够长距离跑步的能力。

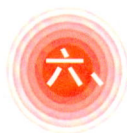

六、夏天跑步容易出现的意外——中暑和脱水

中暑

夏季天气炎热，但还是有不少跑者每天坚持跑步锻炼，最后出现中暑，这种情况在生活很常见。

由于夏天气压比较低，室外温度高、空气湿度大，这样的环境下，人体本来就可能出现脱水的状况，况且是在运动之后，大量的出汗就更容易导致脱水。此外，在阳光直射的时候，人体可能出现"热射病"，就是俗话说的中暑。其实是由于体温过度升高，导致中枢神经系统出现短暂性的抑制，也可能会出现晕倒的状况。在炎热的夏天跑步，需要大家采取各种方法来减少中暑的可能，可以戴上遮阳帽。另外，应该有意识地减慢跑步的配速，防止身体过热，或者是在跑一段时间后给自己的身体降温。

脱水

过量的跑步容易造成脱水。长跑的时候无可避免大量出汗，尤其是在气温比较高、空气湿度大的情况下，比如在南方或者在夏天相对更容易流汗，由于汗是以水分为主要成分，其中还含有一部分盐分，出汗过多就会造成脱水现象。

脱水情况比较轻的时候，人体会感到口渴，然后口渴程度逐渐加重，出现体液不足的状况，导致血容量不足，会让人觉得头晕、眼花、黑矇甚至摔倒。因此出现上述情况一定要注意。

在跑步的过程中，尤其是天气热的时候要适量补水。这也就是大家可以看到在马拉松的赛道中间会有几个补水站的原因了。

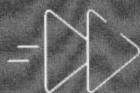

第四部分
跑步：做好准备，减少损伤

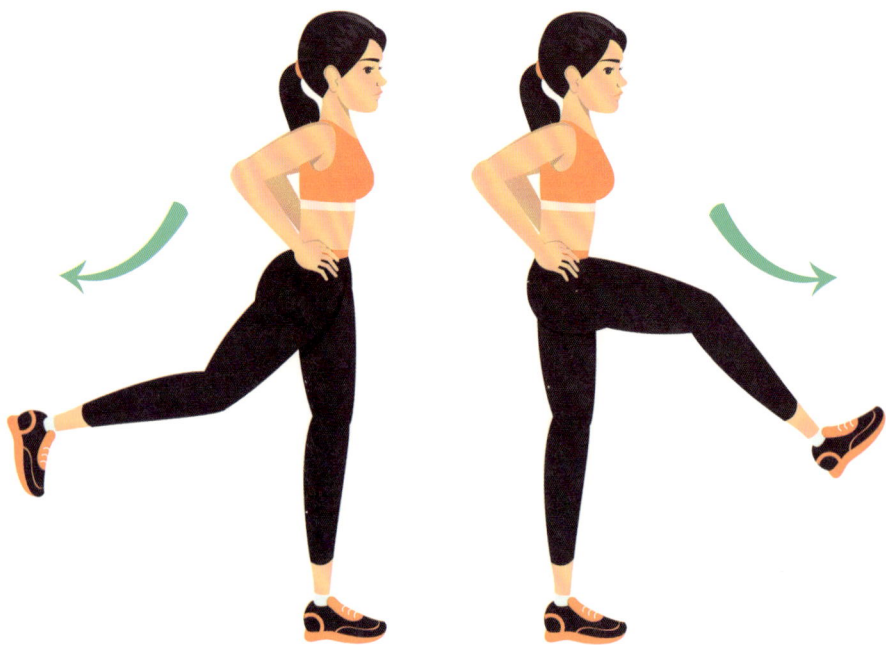

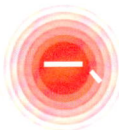

一、身体的评估

对于大多数人来说，跑步是一项很容易参与，也很方便的运动。上到老年人，下到小朋友，都可以跑上一跑。但你真的适合跑步吗？说到这里，很多人的第一反应会是：那还不简单吗？迈开两条腿跑不就行了？

如果你这么想，那就大错特错了，其实跑步对身体素质也是有一定要求的。

跑步前请确认自己的健康水平

心脏。如果你的心肺系统能力不足或者有心脏病的话，可以做一些短距离的跑步项目，但是不建议去跑长跑，尤其是马拉松这种极限运动。

关节。若膝关节或者踝关节有一定的问题，在日常锻炼中，一定要考虑自己平时的承受能力，不要过度运动，以免加重病情。

平时运动量。时基本不运动的人或者说运动基础很差的人，要在自身条件允许的情况下进行锻炼，不要一开始就跑长跑甚至马拉松。

确认自身体重情况

很多人是为了减肥才开始跑步，想让自己身材变苗条。但是体重基数比较大的朋友，建议先从健步走开始。因为大体重的人跑步会给膝关节带来超常的压力，引起软骨损伤，导致膝关节损伤，运动时疼痛甚至运动能力下降。

跑前的运动风险评估

跑步过程中的运动风险也是一个不容忽视的问题，建议跑者尤其是中老年人，或者准备参加超大强度运动的人进行相应的评估，例如马拉松或者超级越野跑等超长距离赛事。建议这样的人群能去做一个这样运动风险评估，其中最常见的一种就叫做心肺功能评估。

全面的运动风险评估测试能让运动者更清楚地了解自身的身体状况以及在运动当中可能出现的危险。假如一位跑者在运动风险评估测试当中发现自己在运动的某一个时间段，会突然间有血糖降低的风险，这可能就会导致在跑步时出现低血糖晕倒的情况，当他知道风险的存在以后，在运动前他就会进行糖分的储备，通过摄入食物来补充身体所需糖分，降低了跑步过程中晕倒的风险。

还有一些跑者在运动的过程当中自身的心肺功能、心率很不稳定，也许平时不会危害健康，但当他们在进行大运动量训练或者超强度训练时，这种隐患可能就会爆发出来。如果这类人群能通过运动风险评估测试，提前发现这些隐患，在运动时就会怀有一颗敬畏之心，选择合适的运动量进行运动，就可以有效降低风险。

假如条件限制，没有办法去做类似的身体评估，建议对于"零基础"的人，可以从快走开始，然后慢慢过渡到"走跑结合"，等身体适应这样的节奏了，腿部肌群和膝关节逐步强大起来后，再开始慢跑。

希望各位跑者能够通过跑步享受运动带来的快乐、健康以及身体和心理上的提升，而不是通过跑步让身体受到伤害，现在很多跑者盲目地去跟风，盲目地去追求个人最好成绩，这无疑增加了跑步时受伤的风险。尤其是在坚持超负荷运动一段时间之后，可能会暴发一些严重伤病。

在日常锻炼中，不管是跑走锻炼还是长跑训练，如果出现不适，都应立即停止跑步。听从自己身体发出的警告，才能减少运动性疾病，获得健康。

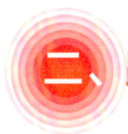

二、跑步的姿势

没有绝对正确的跑姿，只有合理的跑姿。

每个人的身体条件不同，身体形态也不一样，所以很难规定出一个适合所有人的跑步姿势，但合理的跑姿一定能让跑者跑得更轻松、同时减少受伤风险。

跑者在跑步过程中会出现的弯腰、驼背，屈髋、重心过低，摆臂不规范情况等都会影响运动成绩并会增加受伤的风险，因此跑步时对技术动作还是要有一个正确的认知和了解：比如上体微微挺直，向前倾斜 1~2 度，头部保持正直，两臂自然放松、提起至髋关节上方 2~3 厘米，大臂和小臂间的夹角为 85~90 度为宜，以肩为轴，前后自然摆动，向前摆动的方向以身体中轴线为基点，摆臂幅度建议"前不露肘，后不露手"，合理的摆臂技术可以更好地为跑步助力。

关于跑步姿势，最关键的一点是腿和脚摆动的方向，建议跑者在跑步时腿、脚、膝、踝摆动的方向自然向前。

但有一类人群除外，就是平常走路"外八、内八"和腿部先天 O 型和 S 型腿的跑者，他们刚开始跑步时可不必遵守。因为多年的行走习惯，这一类人群的肌肉甚至是关节都已经定型或发生改变，因此要求他们立刻按照这个标准去跑，恐怕会适得其反，这类跑者可通过不同部位的力量训练，后期适当完善和调整跑步技术。这也是前文提到的：没有正确的跑姿，只有合理或者适合自身条件的跑姿才是最好的。

另外，也有很跑者在跑步初期去观摩和学习专业运动员的跑步技术，例如"跑步时脚着地的瞬间膝关节微屈缓冲"的技术动作，膝关节在脚着地瞬间确实有一个微曲的回弹，起到缓冲和保护关节的作用，降低损伤概率，但这个技术动作有一定难度，如果我们无法很好的掌握，不仅起不到正面作用，每一步都会着地过重，有"砸"到地面的感觉，地面的冲力更大了，因此这个技术也建议大家在跑步时慢慢体会，慢慢找感觉，很多技术都是建立在力量和技巧上。

跑步着地的方式有几种，但对于初跑者来说，"全脚掌着地"或者脚的 8/10 着地相对好一些，这种方式可以充分分散地面反作用力对膝、踝及腿的冲击和负荷。而专业运动员大部分采用前脚掌着地，滚动、快速蹬离地面，但这种着地方式对跑者肌肉力量要求较高，尤其是小腿肌肉和踝关节力量要求非常高，那么大部分初跑者刚开始跑步时的肌肉和关节力量还不足以长时间承受这个负荷，因此前脚掌着地的方式不建议所有人都去采用，特别是刚开始跑步的人群，这会大大增加受伤的风险。

另一种着地方法是脚跟着地，这种方式一般初跑者采用的较多，主要是刚起步对合理的跑步技术了解不够、自身运动能力较弱，特别是核心、肌肉，关节力量不足的时候，跑的过程中比较容易出现躯干无法挺直，身体重心过低，身体后仰，全身过于紧张等情况，这类人群在跑步时会用脚跟着地，但脚跟着地无法快速完成滚动及后蹬，停留地面时间相对长，且在着地瞬间如上一个动作摆动腿过高时，脚跟着地冲击力相对较大。

无论是刚开始跑步还是有一定基础的跑者，都会纠结跑步到底是哪里发力，才能跑得轻松、省力又快，其实跑步是全身协调发力的一项运动，单一的肌肉没有办法完成整个跑步动作，但发力重点以核心及下肢为主。无论是哪个部位参与发力，参与发力的多与少，都是建立在力量基础上，只有全面提升身体素质，增强力量，在跑步时才能更好地调动和支配肌肉和关节。跑步的实效性，也体现在此基础上。如果我们的核心力量不足，势必容易出现屈髋及重心过低，如果我们的髋关节灵活性及臀肌力量不足，那跑步时髋就很难打开并转动起来完成带动大腿前摆的动作。因此跑步技术需要全身每个部位协作共同完成。

跑步是一个根据自身条件的自然而然的发力的一项运动，在运动的过程中，全身尽可能处于放松状态，肩部、摆臂以及腿的摆动都是借用身体的惯性自然而动，这种状态下是最节省体力、消耗最小的一种状态。反之如果在跑步时全身一直紧绷，耸着双肩，端着两臂，紧握双拳，每一步都在跟自己较劲，这种紧张也是有联动效应，一个部位紧张其他部位也跟着紧张，这种状态下，同等距离、配速运动时后者体力消耗较大，更容易疲劳并产生伤病。

具体来说，相对合理的跑姿有以下建议。

上肢

上体。上身微微挺直，向前倾斜 1~2 度，目视前方，头、颈、背保持一条直线。

摆臂。双肩自然下垂后慢慢提起大臂与小臂成 85~90 度至髋部上 2~3 厘米处，向前摆动的方向以身体中轴线为中心点前后自然摆动，摆动幅度以"前不露肘后不露手"为宜。

下肢

臀部。臀部要保持工作状态，臀部力量是核心力量的重要基础力量，臀大肌是人体最大的肌肉。保持一个正确身体姿势，臀部可高度紧张，给身体一个持续向前的动力。如果跑步中向前弯腰或者过于前倾，骨盆也会前倾，这会给后背下部造成压力。

抬腿。抬腿要适度，不要一味地追求步幅和频率，应选择合适的步幅，尽可能每步都落在身体重心的正下方。因为在跑步时身体向前有 1~2 度的倾斜角，头部的重心向地面做垂线，就是脚在着地瞬间的一个落地点，这样的步幅对于很多跑者来说较为适宜。

其他

脚着地的方式。应用全脚掌或足中部落地，然后快速向前脚掌滚动，完成蹬地动作。脚落地时膝、踝尽量做好缓冲，要轻而有弹性。同时正常人群切忌"内、外八字"，要让膝盖和脚尖摆动一致向前。

步频。很多跑者现在用"180-186"（每分钟 180-186 步）来要求自己，认为这是一个合理的范围，不过这一标准虽然是一个合理的范围，但是不同人的身高、腿长等各方面条件不同，需要根据个人情况做一些微调。

步幅。与上面讲到的抬腿一致，步幅不能过大也不能过小，以落在身体重心正下方为宜。

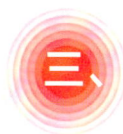

三、跑步的呼吸

跑步时，该用腹式呼吸还是胸式呼吸

胸式呼吸和腹式呼吸这两种呼吸方式是同时存在、共同作用的。跑步是属于有氧运动，所以对摄氧量要求比较高。一般跑步运动员是胸腹呼吸一起进行，只不过跑步的时候胸部呼吸使用的会更多，因此相对而言处于主导地位的是胸式呼吸，但这并不需要跑者主动去控制，不用太纠结这一点。

用嘴巴呼吸还是用鼻子呼吸

建议跑者尽量使用口鼻同时呼吸，长距离跑步或者快速跑步时，单一的鼻吸口呼是无法很好完成供氧的，因此可以嘴微张的方式辅助吸气，但在寒冷的冬季，我们需要防范冷空气的吸入，而对上呼吸道产生刺激，尤其是空气质量差时，空气中的污染物刺激到咽喉部位可能会让跑者在跑步过程中出现咳嗽等情况，不利于跑步。建议普通跑者在冬天时戴上透气性好的脖套，这样可以保护自身的呼吸系统，在冬天户外跑的时候吸进体内的寒冷空气经过呼吸道的时候会相对比较舒服。

跑步的呼吸节奏和呼吸方法跟进行有氧跑还是专项强度训练紧密相关，都建议不要采用单一的鼻吸口呼的方式，尽可能的使用胸式呼吸和腹式呼吸。

跑步时呼吸有没有固定的节奏

关于跑步呼吸的节奏有很多说法，秉持"三步一呼、三步一吸"这样说法的也大有人在。这里不建议固定的呼吸节奏，各位跑者可根据自己是运动能力和运动强度，调整呼吸的节奏。

跑步时呼吸只要顺其自然就可以，不用强行设定节奏，但是在这个过程当中，建议大家在呼吸时嘴要微微张开，保证充足的摄氧量。

四、跑步场地的选择

　　跑步的目的是让人身心更健康，但如果错误的理念，不正确的方法，最终会给身体带来伤害，那么跑步的意义就发生本质的改变。接下来就讲讲选择什么样的跑步场地能最大限度地降低伤病发生的概率。

跑步机方便，但也有短板

　　跑步机有着独特的优势：一方面它可以自由调节坡度、速度，从而达到不同的训练效果；另一方面，不同于路跑，室内使用的跑步机可以不受气候和时间的限制，跑者时间成本大大降低、同时跑步节奏也会比路跑轻松。

　　但是，长时间在跑步机上跑步时还是存在一定的风险。因为跑步机在使用时是处于一个向前移动的状态，跑者想要在跑步机上的每一步能够平稳着地，就需要跑者整体力量，特别是膝、踝和腿部及核心力量足够强大，这样才能在着地瞬间有足够的稳定性不至于晃动过大而受伤，但如果跑者腿部、踝部力量比较弱，不足以支撑较大力量时，长期在跑步机上跑步，相对于路跑而言更容易出现运动损伤。

草地、泥地比较软，是不是减震效果好

草坪、沙地、泥土地相比于水泥地要软，地面对关节的冲击力小，缓冲也好、但由于质地软，跑起来对于肌肉和关节的力量要求则比较高。更重要的是，一般草地或沙土地的表面都不太平整，如果力量弱，很可能导致崴脚。

水泥地、柏油路，会伤膝盖吗

水泥地和柏油路都属于硬质路面，在硬路面上跑步，跑者比较容易加速，步幅也会适当加大。但长时间在硬路面上跑步地面反作用力对关节冲击力远比土路上大，所以长时间在硬路面上跑膝盖损伤的风险也增加，这个时候我们要做的就是通过体能训练提升整体力量。

什么样场地比较好

学校的土场地或塑胶道，其硬度介于公路和草地之间，并且平整、防滑，无疑是最理想的选择。

公园里或者林间的塑胶道更适合跑爱好者，无论是缓冲效果还是路面硬度、对跑者来说都是最优的，但如果长期在 400 米或 200 米的塑胶田径场跑，建议采用顺时针和逆时针交替的方法。

总而言之，在条件允许的情况下，跑步爱好者们最好还是能够在空气比较清新、有塑胶跑道的环境下去跑步。

最后需要提醒：选择了一个合适的跑步场地并不能完全避免跑步中可能带来的损伤，合理的跑姿，不当的训练方法、运动前从不做热身，自身一直处于超负荷训练等都可能给身体带来伤害。所以最重要的是，跑步应该量力而行，这样才能通过运动达到身体和心理的健康，而非伤身。

作为普通跑步爱好者，建议不要刻意去和专业运动员做比较，职业运动员的生活重心都是围绕训练为主。无论是休息、饮食、科学监控、营养补充、都有全方位的保障，另一方面专业运动员无论是运动天赋、运动能力，肌肉力量、身体素质、意志品质、技战术的运用还是伤病防治常识、康复团队、日积月累的经验等等，都是普通跑者难以在短时间内达到的。

因此，请跑步爱好者时刻谨记：运动是一种健康的生活方式，运动也是为了让身心更健康，千万不要"本末倒置"。

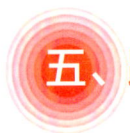

五、跑步的时机

如今越来越多的人开始通过运动来呵护健康，而晨跑与夜跑则是大多数人运动的首选，下午跑步的人比较少，究竟哪个时间段跑步比较好呢？

晨跑、夜跑各有其优缺点。

晨跑的优点

晨跑能让人从一夜的睡眠中清醒过来并维持全天的良好身体状态，清空思绪，开启一整天的创造力，这可能与跑步带来的内啡肽释放有关，它会给身心带来平和、安静和清新的感觉。另外，选择晨跑的人肯定没有时间睡懒觉，所以晨跑在一定程度上让人改掉睡懒觉的坏习惯。

晨跑的缺点

1. 早晨是一天空气中二氧化碳浓度最高、雾霾最严重的时间段，这个时候进行晨跑容易引起呼吸系统疾病。

2. 晨跑时心率和血压的提升比任何时候都要快，这样会对心脏产生负担。

3. 空腹且高强度的晨跑容易引起低血糖。但也不能吃得太多进行晨跑，最好的方法是晨跑前补充点易消化的食物，跑后再吃点早餐。

4. 早上身体血液中的血小板数量较多，血液比较黏稠，血脂高的人进行晨跑容易诱发血栓。

夜跑的优点

1. 夜跑可以让人更加放松，缓解忙碌一天之后的压力。

2. 夜晚氧气含量较多，相比早晨空气质量较好，选择在这个时间段跑步对身体健康更有利。

3. 夜跑有利于减肥，因为晚上是人体新陈代谢旺盛的时候，跑步对脂肪的燃烧有利。

夜跑的缺点

1. 夜晚的不安全因素相对于白天多，所以在夜间跑步很容易发生意外。因此，夜跑在选择光线亮的安全点的地方，最好结伴夜跑。

2. 夜跑的环境容易造成意外损伤，如扭脚、摔伤等等，应该如何注意。

3. 晚饭后没有足够的休息就进行跑步，容易引起消化不良，甚至引发肠胃炎。

4. 夜跑过晚，容易造成兴奋，影响睡眠。

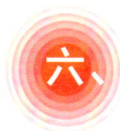

六、跑步的热身

说到跑步前的热身，其实很多人自然而然会想到跑步后对身体进行拉伸，实际上热身和拉伸是跑步前、后相辅相成的两个环节，也是往往被跑者忽略的两个环节。

跑前热身的作用

跑步前热身不仅可以降低伤病发生的风险，有效的热身还可以快速激活肌肉，活动关节，通过热身过程中不断加快运动频率，提升运动强度，也会让身体的逐渐适应将要开始的运动负荷。

可见热身主要是发挥一个全面的激活身体机能的作用，让身体快速预热，可以快速进入到运动的状态准备期，使身体能够更好地适应接下来的运动强度和运动负荷。希望跑者能够去重视热身环节，认真做好跑前热身。

跑前热身的注意事项

不同时间对热身的要求不同，如冬天和夏天就不一样。冬天跑步前对于热身的要求更严格，人体肌肉在冬季会处于一个相对比较僵硬的状态，激活肌肉所需要的时间也要比夏天要长，所以在冬天做热身时，热身时间要比夏天略长一些。而且热身的动作也要更全面一些，要把身体彻底活动开。

关于热身的几个建议

热身不是时间越长越好，跑者要掌握好热身的"度"，包括热身的强度和时间以及热身的过程当中的动作幅度。热身的强度和时间都要根据自己的身体状态而定，把身体活动开了就可以了。

合适的热身强度就是在热身的时候强度由弱到强慢慢提高，最后要到身体开始发热，微微出汗是比较好的。热身动作的幅度要由小到大，热身时的步频也好，技术动作也好，也是要由慢到快逐渐增加，慢慢激活身体。

跑前热身

作为热爱运动的跑者，热身的时候需要掌握一些技巧。

1. 跑步前的热身更多的是以动态为主，激活肌肉、唤醒内脏、活动关节，这一部分尽可能全面的进行。

2. 详细热身顺序如下。先慢跑 800~1 200 米，之后开始进入热身环节，顺序可以从上到下，也可以由下至上，尽可能活动到每个关节，值得注意的是颈椎、腰和膝这几个部位热身的方向和幅度不宜过大。

3. 常见的肌肉力量激活方法有以下几种。

慢跑 用这样短时间低强度的动作，在跑步前将要使用的肌肉群先活动开来，可以增加局部和全身的温度以及血液循环，让身体能逐渐适应即将面临的较激烈的运动，这是一种全身性的热身。

专项热身 高抬腿小步跑、十字交叉跑、开合跳等，原理和慢跑类似，只不过可以更好地针对腿部肌肉力量进行热身。

具体方法是保持身体直立，自然站姿，目视前方，双腿交替，手臂可以跟着摆动，也可以叉腰训练。训练以选择其中 2~3 个动作为宜，不要过多、过量。

跑后拉伸的作用

不管是专业运动员还是对于普通的跑者，运动后拉伸都相当重要。

拉伸能够帮助巩固训练效果，同时能够帮助身体快速地恢复，让肌肉保持良好的状态，在第二天的以及接下来的训练及运动中保持较好的状态。

由于在运动的过程当中，身体的肌肉处于紧张收缩的状态，如果在运动结束之后，不进行充分的拉伸和伸展，让肌肉恢复弹性，那么肌肉可能会一直处于紧绷的状态，短时间内不会有明显的影响。久而久之，肌肉的弹性不足会增加肌肉拉伤的风险，发生伤病的概率就会增加。每次运动后通过拉伸，让肌肉状态能够快速地恢复原有弹性，同时也可以减少运动后的疲劳感和酸痛感。拉伸还可以加快代谢或分解运动过程中产生的乳酸的速度，同时也对肌肉的柔韧度和弹性的恢复有很大帮助，肌肉弹性越好，在运动时的张力就会越好。

很多热爱运动的女性经常会问："为什么同样是跑步，别人的腿部看起来线条那么优美，我的小腿线条看起来却比较粗，横向发展？"这种情况也造成很多爱美的女性不敢去跑步，其实这也跟拉伸有关系，如果每天在跑步之后能够对自身的肌肉去进行充分的拉伸，肌肉线条也会发生改变。如果每次跑步之后都不进行拉伸，肌肉一直处于紧绷状态，肌肉的线条就会横向发展，从外观来看也不是很美观。

跑后拉伸的方法

为了能够长时间的保持肌肉弹性，为了能够维持更好的运动状态，为了在运动后快速恢复并且拥有优美的肌肉线条，大家都应该去重视拉伸这个环节。具体可以参考以下四个动作。

大腿前侧拉伸。用手抓住脚踝向臀部方向，膝盖指向地面并且与另外一条站立的腿的膝盖靠拢，另一只手可以扶着周围物体保持身体的平衡，要保持十五秒以上，然后放开，交换另外一条腿。

大腿后侧拉伸。一条腿放在栏杆上面，膝盖应该尽可能地保持和腿齐平，然后上身向前趴，尽量地靠近腿部，坚持十五秒左右，然后交换腿。

正压腿。腿部一定要伸直（被压腿和站立腿），双手按在被压腿膝关节处，身体尽量向前俯压，用自己的腹部去找被压腿部，此时会感觉到腿部有拉伸感。

侧压腿。双脚分开一个较大的角度，差不多是肩膀的两倍宽左右，重心往右移，左脚保持伸直，右脚弯曲大腿和小腿成垂直姿势，将身体继续往下沉，上身不要弯曲，左手撑地，手掌朝右，并将右脚的脚后跟抬起。

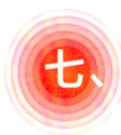

七、跑步的营养

经常跑步的人，特别是耐力项目的跑者首先要清楚：人体在跑步运动中消耗的是什么？随着运动排出的和代谢掉的又是哪些能量或者物质？只有先弄明白上面的问题，才能针对性地去进行营养补充。

运动的营养补充两个方面：一个是运动时进行补给，另外一个是日常饮食的补充。对于专业运动员来讲，在比赛前七天和比赛前两三天的时候，分别会有不同的补充的方法。

专业运动员在赛前两天时会调整为高糖饮食计划，做好糖原的储备，此时要尽量多吃主食，吃含糖高的食物，同时还要吃多蔬菜，而且要控制肉类的摄入量。之所以这样做，是因为耐力跑项目消耗的首先就是肌糖原，所以糖原的储备能够让跑者保持更好的体力。当然，在日常饮食方面也会有一些讲究。

那么普通跑者该怎么补充营养呢？要知道跑完一场马拉松后，跑者的体重可能会减少 2.5 千克左右，有些出汗特别多的人，体重会减少得更多，在这个过程当中减掉的不仅是脂肪，更多是身体内水分的流失。所以在跑前跑后以及跑步过程中，都需要进行能力和水的补充。

在这里也给大家几个关于跑步运动营养补充的建议：如果要参加一场马拉松赛或是长跑运动，在跑前半个小时左右可进行盐丸和功能性运动饮料的补充，做好能量储备。

在比赛当天的饮食也非常重要，正餐要在距离开跑前一个半小时完成，早餐以易于消化主食或糖分较高的食物为主。在运动中则要根据自身需求及时地补充能量，赛前要清楚的知道自己携带的能量胶含量够自己消耗几千米，赛道上尽可能的小量多次的补充供能性饮料和水，因为人在运动的过程当中会快速消耗掉体内的碳水化合物和电解质，如果不能及时地得到补充，身体里电解质失衡时，不仅跑者的体力会下降，还可能出现其他问题，比如说抽筋、身体无力等，低钠血症，等到体内的电解质完全失衡的时候，跑者就会头晕、恶心，甚至是突然晕倒。

无论是日常训练，还是参加比赛，都要科学地进行营养补充，这不仅对自身是一个保护，同时也可以让我们更出色的完赛，取得更优秀的成绩。

夏天跑步的时候更要注重补充能量。因为夏天跑步时身体会排出更多的汗液，体力消耗也会更大，这时更需要及时补充能量，让体内的电解质一直能够处于平衡的状态。

最后，跑步结束后同样要及时补充碳水化合物、脂肪、水及蛋白质，很多为了减肥而跑步的人，经常跑完步不吃饭，这是不对的。特别是在高强度训练或长距离跑步后，由于体力消耗过大，身体往往会处于疲劳的状态，此时如果不及时补充营养，身体难以得到全面恢复，甚至会亏空，久而久之就会影响健康，运动表现也会越来越差，我们要注意身体在每个阶段发出的信号，学会跟身体对话，清楚的了解身体需要哪些营养。

比较合理的补充方式是跑步后迅速补充一次，同时间隔一至两小时后再补充一次，如结束跑步后马上吃一根香蕉，或者一片面包、一个猕猴桃等食物，当然运动饮料或者糖水也是必不可少的。

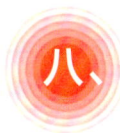

八、跑步的装备

跑鞋：跑步最重要的装备

　　装备的选择是初期参加跑步运动的朋友们经常遇到的问题。无论是初级学者还是专业跑者，对于跑步爱好者来说，鞋子都是非常重要的装备之一，一双好的运动鞋兼顾了减震、舒适、防滑等功能，在跑步时穿一双功能性好的运动可有效减少运动中身体承受的负荷，降低受伤的风险。

　　由于跑者常年穿着不专业的运动鞋进行跑步所造成的运动损伤不在少数，那到底什么鞋比较好呢，这就需要仁者见仁，智者见智了，总体说来选择跑鞋需要把握这几点。

1. 跑步要选择专属的慢跑鞋，而不是休闲运动鞋或板鞋，不合脚的鞋会引起脚部不适，甚至使人出现足底疼痛等症状。

2. 根据不同类型的跑步选择不同的类型跑鞋，如针对初跑者和精英跑者选择的鞋子是有区别的，竞速鞋就不适合刚开始跑步的人。训练鞋和比赛鞋也略有不同，训练鞋可以底子略厚，但比赛鞋尽量轻薄。短跑和耐力项目的鞋子也不同。

3. 对于初跑者，建议选择功能性的运动鞋，所谓的功能性就是指鞋子的减震功能，包裹功能和预防伤病的功能。鞋底要稍微厚一点，这都是初跑者选择跑鞋的标准。

4. 在训练鞋的选择上，建议选择鞋底厚，减震功能和包裹性强、舒适，相对重一点的鞋子，比赛则可以选择薄底，弹性好、透气、舒适度好，功能以竞技为主的鞋子。

另外需要注意的是对于精英跑者跑者或经常参加比赛的跑者来说，训练鞋和比赛鞋应该区分开，比赛鞋不要在日常训练时经常穿，而是在比赛的时候穿。

比赛鞋在日常训练的时候要尽量少穿。但是也不能穿一双新鞋去参加比赛，在日常的训练当中建议跑者可以提前适应比赛鞋，穿上跑几次，直到把鞋子踩到让足部舒服为止，然后就把它收起来，比赛时再穿。

每一双鞋子都有一个功能性的寿命期，所以要关注鞋子的功能会在什么时候减弱、什么时候退化、会在什么时候消失。这些对初跑者来说是非常重要的，当一双运动鞋的功能丧失的时候，一定要果断地换一双。

其他装备

运动手表。无论是初跑者还是专业运动员，都建议佩戴运动手表，因为它可以监控跑步时的心率，减少健康隐患。

压缩裤／袜。压缩裤虽然是专业跑步运动员跑步必备的装备，但是对于普通跑者来说并不是必需品。上衣也是一样，选择一件透气性比较好的就可以。袜子尤为重要，压缩袜可以促进血液循环，在跑步时有一定帮助作用。需要选择透气和吸汗袜子，因为跑步时脚上会出汗，这就会带来两个问题：一是脚部被捂得很厉害，鞋里都是水蒸气，对脚部的排汗非常不利，很容易出现脚气，或者脚上起泡。二是如果跑步时出汗造成鞋子内部潮湿，脚会在鞋里面产生滑动，容易引起脚部皮肤的破损。因此选择合适的袜子很重要。

对于专业跑者来讲，除了跑鞋之外可能需要的装备还有很多，如：护腿、护臂、眼镜、腰包……夏天还需要遮阳帽。

所以，建议各位跑者根据各自的情况来配备装备，但最好在开始跑步的初期就能够去准备好一套跑步装备，这样能够更好地满足长时间的运动需求。

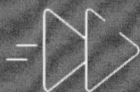

第五部分
跑步：远离误区，享受健康

跑步的好处

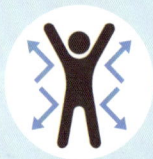

增强免疫力

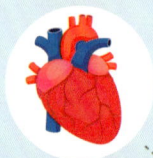

强壮心脏

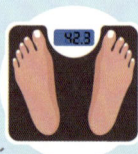

减重

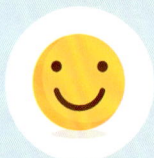

调节心情

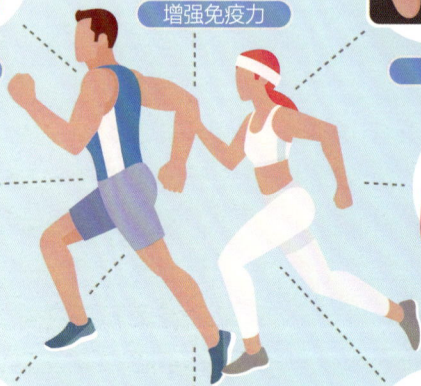

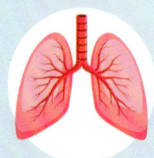

提高肺活量

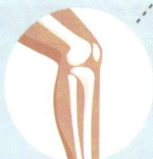

增加骨密度

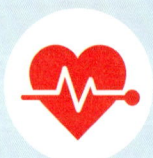

降低安静心率

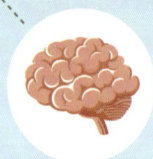

锻炼大脑

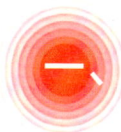

一、跑步时间越长越好吗

跑步的时间并不是越长越好，因为每个人的运动能力不同，所以适合每个人的运动时间也不一样。跑步其实是一个有氧耐力项目，有很多人误认为：跑步的时间越长、跑步的距离越远越好。但这些人都忽略了一点：初跑者、中级还是高级，他们的运动能力有很大的不同，适合他们的跑步时间和距离也不同。

对于普通人而言，建议量力而行，换言之就是：不要去跟别人比，要跟自己比，自己运动能力可以达到什么样的水平，就进行相对应水平的运动即可。

这里就需要各位根据自身情况制定适合自己的跑步计划，不同人的运动强度、运动量和运动的时间都应有所不同。任何一项运动，其实都应该因人而异，并没有一个适用于所有人的固定的跑步时间，因为大家的身体条件是不一样的，我们的运动能力也是不一样的。

有相关的研究证明了跑步时间不是越长越好，研究显示：持续时间为半小时左右的运动对身体是明显有益的，但如果运动量过大，尤其是对于长时间没有跑步的人突然去跑比较长的距离，比如半程马拉松甚至是完整的马拉松，就有可能出现"中毒"的情况。

这里说的"中毒"一般是指一些人在突然间进行长时间、大强度的力竭性运动以后，体内的造血器官机能下降引起的不良反应。具体表现为体内白细胞数量变少，这是因为血液中的白细胞被破坏了，这样的情况会对我们的身体产生负面影响。

另外有研究显示：运动以后，人体血液里面的白细胞虽然总数增加了，但是对免疫功能影响的最重要的淋巴细胞里面的 T 细胞的百分比是下降的，而且随着运动时间的延长，淋巴细胞里面的 T 细胞百分比也会下降，会对机体的免疫功能会产生负面的影响。尤其对于普通人来说，不建议进行长时间的力竭性运动，因为这种运动方式容易危害身体健康。但是事物都有两面性，如果一个人的身体经过科学训练，尤其是循序渐进的长跑，一点点增加跑步距离和时间，人体是会逐渐适应这种 T 细胞下降的情况，即身体对抗 T 细胞百分比下降的能力会越来越强。但如果平时不锻炼，突然间去进行大强度的跑步，就会对健康带来负面影响。因此在这里也提醒各位读者，运动要循序渐进，不能一蹴而就。

跑步时长的建议

起初开始接触跑步的时候，不管个人的运动能力强与弱，都建议跑步速度由慢到快、跑步时间由短到长，具体的情况要根据个人身体素质而定，或许一些人一开始接触跑步就可以慢跑五六千米，也有一些人可能运动基础只能适合走跑结合三四千米，所以不建议跑者在刚开始接触跑步时就跑太快、太久，而是从慢跑开始，在之后的跑步过程中循序渐进地延长自己的跑步时间和距离。

对于初跑者来讲，建议每次三五千米的跑步距离，同时可以选择快走，或走跑结合的方式，比如走三分钟跑一分钟，或走两分钟跑一分钟，之后逐渐过渡到走一分钟跑一分钟，最后过渡到慢跑，这是一个循序渐进的过程。

至于跑多久合适，也要看跑者个人的运动能力，一些跑者经过三周的跑步锻炼后，跑步距离就可以由三五千米提升到七八千米，但也有一些跑者同样时间的锻炼后，跑步距离还是在原来的基础上没有太多的提升，所以每次跑步跑多远需要去根据跑者自身的情况比如自身的运动能力、运动基础，同时也要根据自身跑步的经验来确定。

对于初跑者、中级跑者和精英跑者这三类人群，适合的跑步时间也会有所不同，每个人都由初级跑者阶段开始跑步，然后随着自身能力的提高，进阶到中级跑者，然后再到精英跑者。对于初级跑者，每次四十分钟左右的跑步时间相对比较合理。不管是用走跑结合、还是用快走或者用慢跑的方式都可以，而中级跑者和精英跑者可以在这个基础上根据自身情况进行增加。

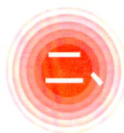

二、跑步速度越快越好吗

跑步速度并不是越快越好。每个人的有氧心率值其实是不一样的，每个人身体的最大摄氧量也不同，一旦跑步速度过快会出现供养不足的情况，所以跑步的速度需要慢慢地通过锻炼，通过积累，逐步提升。

现在很多人在跑步的时候都会去追求速度，一开始就想跑得很快。其实有一句话需要跑者问自己："你想跑得快，还是想跑得远？"这句话的意思是：一个人可能跑得快，可能比周围其他人都跑得快，现在跑到了别人的前边，但是可能到了二十年或者三十年之后，别人还在运动的时候，这个人已经不在运动场上了。

超负荷的训练或者是超出个人能力范围的训练，给身体带来的不是健康而是伤害。这些伤害可能最终就会导致跑者无法将运动进行下去，所以跑步的配速是因人而异的，不应盲目追求过快的速度。

精英跑者的配速会比较快，但普通人不能去用精英跑者的标准来衡量自身，因为精英跑者每天只专注于跑步这一件事情，比如跑步运动员，他们会有全方位的营养保障、科研保障和各个大保障团队。

但从普通人的角度来看，每个人都有自己的工作，而跑步只是业余爱好，普通人的身体状况也跟这些精英跑者不同，所以如果普通人或普通跑者要是超负荷的跑步，那么最终这项运动带来的就一定是伤害，起初可能是一些轻微的运动损伤，发展到后期可能就是一些比较严重的损伤，甚至是会影响正常生活状态和生活质量的严重伤病。

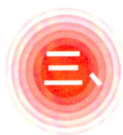

三、一定要跑到出汗，才能起到锻炼的作用吗

很多跑者认为在跑步时，一定要跑出汗或者一定要跑半小时以上或者达到某个时间段，脂肪才会"燃烧"，起到锻炼的作用，其实并不是这样的。

"每次运动半个小时以上"这个说法本身其实没有问题，但脂肪的消耗只是对于比较肥胖的人来说更有实际的意义；对于中等胖瘦的人来说，只要能够经常的保持运动，就会产生锻炼效果，不用每次都跑到出汗或者跑半个小时以上。

跑步是为了健康，没必要为了所谓的"专家建议"就一定要给自己设置目标。大部分人都有自己的工作，在业余时间才能进行体育运动。如果运动过少甚至不运动，可能会造成健康状况的下降，而如果运动过多，又可能引起工作时精力不足，疲劳甚至困倦，降低工作效率，显然也并非好事。

比起跑步时长更重要的是跑步前，需要先了解自身的健康状况，如心肺能力是否达标，如果本身有心脏疾病或者心肺功能不足，就不应该进行长跑，明明心脏不好，还要一口气跑半个小时，直到满身大汗才认为这次跑步起到到锻炼作用，这是非常错误的观念。

总的来说，只要开始跑步就会有锻炼效果，对健康有好处，但过于"执着"的锻炼，很可能对健康有害，要根据自身情况决定运动量。

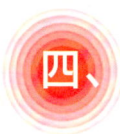

四、跑步之后，身体越疼痛越有效吗

学会区分"疲劳"和"疼痛"，控制好自己的运动量

其实人类应该很庆幸，因为大自然把两种不同的感觉赐给我们，让我们能够及时地感受到它们的存在，并能够加以区分。因此，我们应该学会利用身体的这两种信号，达到锻炼身体和预防损伤的目的。

短时间内大量的运动，可能会出现乳酸堆积的现象，让人产生"疲劳"的感受，它是一种正常的生理现象。一般乳酸需要 3~7 天慢慢消退。如果休息 3~4 天后酸痛感消退，就可以继续保持运动强度，如果身体酸痛一周仍未改善，那下次的运动量就要相应减少。

而疼痛实际上是生物体对于外界或体内异常刺激的保护性反应，这是生物的正常机能。

疼痛的重要意义

1. 告诉大脑及其他神经系统身体受到了不良刺激的影响或者威胁，身体需要做出保护或者反应。

2. 给机体以及神经系统留下一个"很不舒服"的记忆，让身体不要忘了以后要避免再受到相同的刺激。

3. 疼痛没有完全消除，就意味着危害尚未完全消失，提醒身体还需要进一步休息及康复。

如何对待疼痛

1. 不要过分担心疼痛的发生，因为它通常只是一个保护性的提醒。

2. 不要轻易地就服用止疼药物去影响本来身体内应该存在的保护机制，否则就失去了疼痛最重要的"提醒"作用。

3. 在疼痛还没有完全好转的情况下，不要过早的进行锻炼活动，因为机体很可能还没有恢复正常。

4. 如果能在疼痛可以比较容易耐受的情况下，根据专业医生的建议进行合理的、其他部位的代偿性的练习，往往可以起到促进伤病尽早恢复、同时又避免加重损伤的双重作用。

所以当身体出现疼痛不适时，请不要随意服用止疼药物，应该在疼痛发生后，立刻给身体适度的休息时间，如果伴有肿胀应该即刻开始冰敷，或者尽早找相关专业的医生就诊，在医生的指导下进行合理的治疗和康复。

五、人会"越跑越胖"吗

"越跑越胖"这种情况是有特殊条件的。从营养摄入和消耗的角度来看：一定是摄入的能量比消耗的能量多，人体才可能发胖。出现"越跑越胖"这种情况时，跑者可以记录自己每天的食物摄入情况，再判断是否是自身的运动量不足，可以用连续几天的数据进行对比，就可以找出答案了。

"越跑越胖"比较少见，但越跑越壮是有可能的，因为跑者的肌肉会随着跑步越来越强壮。通常进行长跑的人，肌肉形态往往是细而长，不会变得特别粗壮，所以长期长跑的人可能会看起来比较结实。只有从事短跑的跑者，由于经常进行无氧消解的运动才会导致肌肉得越来越粗壮。

当然，对于减肥最重要的是控制饮食，而不仅仅是运动，正所谓"三分练，七分吃"，无论锻炼多么努力，饮食上不加以控制，也不会达到特别好的减肥效果。尤其是锻炼后，借口运动了，出汗了，累了，就大吃而特吃，大补而特补，显然就容易出现"越跑越胖"的问题。

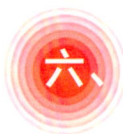

六、我坚持跑步一年，可以参加马拉松比赛了吗

马拉松是国际化的长跑比赛项目，分全程马拉松，半程马拉松和四分马拉松三种。以全程马拉松比赛最为普及，一般提及马拉松，即指全程马拉松。

马拉松的魅力之一，是比赛场地的开放。马拉松赛的场地多从城市道路选取，对参赛者来说，每跑一步、每过一段都是不同的风景。

马拉松的魅力之二，是对参赛者的包容。其他体育项目，只有同等选手才能同场竞技，业余爱好者几乎不可能与专业运动员竞赛，而马拉松赛不同，无论专业运动员还是业余爱好者，大家都可以在一起比赛。

马拉松的魅力显然不止两个，但不可否认，正是开放与包容这两个原因，让马拉松比赛给人们带来了更多欢乐。

对于未经系统训练的人来说，马拉松跑是一项非常
艰苦的比赛项目，因此跑者在参加马拉松比赛之前，必
须经过系统的训练，具备了长跑能力（速度和耐久力），
并在调整好身体和精神状态后再去参加比赛，而不应该
仅是下了决心或对马拉松跑有所憧憬就盲目参赛。

从运动医学的角度看，跑步是一项适合全民的运动
项目，但是马拉松和平时锻炼身体所进行的跑步是完全
不同的，从本质上来说，马拉松属于一种极限运动，换
句话说：马拉松不是所有人都能跑的。

什么人不适合跑马拉松

从运动医学的角度出发，可以给大家一些参考，下
面列举几个影响参与马拉松运动的因素：

心脏

如果跑者心脏状况不佳，也就是临床上常说的心肺
系统功能不足时，是不建议跑马拉松的。心肺功能不足
的人群可以做一些短距离的跑步项目，但是马拉松这种
极限运动不合适。马拉松对于身体心肺功能要求非常高，
勉强去跑，很可能出问题。

最糟糕的是，有些心脏疾病平时没什么症状，有的
跑者连自己都不知道自己心脏有隐疾，这类人跑马拉松
最危险。

平时运动量

如果是基本不运动的或者说运动基础很差的人群，显然是不适合跑马拉松的。平时不锻炼，一练就到极限，可能引发类似于猝死的健康风险。建议参加马拉松赛或长跑的人，要有长期锻炼的基础，赛前最好进行全面的身体检查，身体合格者再参加比赛。

年龄

老人和小孩都不推荐参加马拉松比赛，但这类人群可以去参加一些短程的跑步项目。全程马拉松对小孩的发育水平和老年人的心肺功能要求都比较高：负担量过重、消耗过大、持续时间过长的运动，对幼童的生长发育也是不利的；年纪过大的老人，因为内脏器官和组织老化，生理功能弱，也不适合大强度的马拉松或长跑。虽然有一些极端的案例，比如英国马拉松运动员福雅·辛格，107 岁的时候还继续参加马拉松，但这是极其罕见的情况，对普通跑者来说，年龄特别小和特别大的人都不适合去跑马拉松。

即使是身体健康的人，也应该从中长跑开始练习，慢慢地尝试四分马拉松，然后是半程马拉松，最后再去挑战全程马拉松。

在日常锻炼中，不管是长跑锻炼还是四分马拉松或者是半程马拉松的训练，如果出现不适，都应立即停止跑步。一定要考虑自身平时的承受能力，不要过度自信。

跑马拉松容易出现的损伤

许多人参加马拉松靠的是一种热情，但如果赛前没有打好运动基础，没有做好充分准备，就去进行这样长距离的极限运动，显然是比较容易受伤的。即使是身体条件比较好的人，跑马拉松时受伤的概率也是比较高的。有研究发现，跑过一百次以上马拉松比赛的专业运动员，其中半数以上选手的心脏肌肉都存在一定程度的瘢痕。

除此之外，跑得太多就很容易受伤，如常见的膝关节髌骨软骨病、摩擦综合征，还有髌腱末端病，而脚部的伤害更多，姆囊炎、姆外翻，其他造成脚部受伤的情况比如足底软组织疼、足跟痛，还有脚趾甲盖及脚部皮肤磨损严重等。

跑马拉松的技巧

马拉松的跑步技术大致和长跑技术相似。但由于它是在地形不一的公路上进行，因此技术上有一些特殊点。

在跑马拉松时，上体应微微挺直向前倾斜 1~2 度，后蹬的力量小于短跑，大腿向前上方的摆动比较低。从外形上看，蹬地后小腿向上摆的动作比长跑小。脚的落地点离身体重心投影点较近着地可采用全脚掌或脚的外侧先着地，再过渡到全脚掌亦或前脚掌着地。

在加速跑、终点冲刺和上坡跑时，两臂配合两腿做积极的摆动。步幅与步频结合跑者的训练水平、身高、体重而确定，并根据途中地形的不同而进行调整，以保证用比较均匀的速度跑完全程。呼吸节奏要和跑速相适应，呼气有适宜的深度。

沿斜坡向上跑时，身体应前倾，步长缩短，步频应加快，两臂要积极摆动，用前脚掌落地。顺斜坡往下跑时，步长可稍大，用全脚掌着地，上体稍后仰，要控制跑速。

马拉松跑的动作要协调、省力，跑速要均匀，要善于在地形起伏的公路上改变跑的动作。马拉松跑的运动量非常大，跑时须注意节省体力，动作的节奏要合适，肌肉在不活动时要充分放松。因此，在平时训练中，运动员要反复地体会动作，掌握跑步技巧，以求不断地提高运动成绩。

除了技巧之外，精神力量也是必不可少的。

不论是何种体育运动项目，要想成为一个优秀的选手，最重要的事情就是必须具备能够顽强的拼劲和吃苦耐劳的精神上和肉体上各种痛苦的能力，并且保持对竞争热情。

有人说："马拉松跑是孤独的竞赛，自己与自己斗争。"马拉松比赛不需要什么竞技用具，只需要运动员自己的身体，在比赛条件上是平等的，裁判是完全公平的，强者总是能够取胜。

ENJOY RUNNING

48